KB066986

몸의 균형을 맞추다
BODY BALANCE

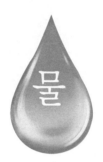

그림으로 재미있고 알기 쉽게 풀이한 물 이야기

BODY BALANCE

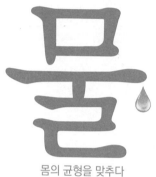

몸의 균형을 맞추다

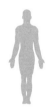

글/그림 홍동주

물은 모든 생명체의 어머니이자 잃어가던 생명도 살릴 수 있는 기도다.
디톡스, 다이어트 그리고 온갖 질병은 물의 균형을 맞출 때 비로소 치유가 시작된다.

아름다운사회
Beautiful Society

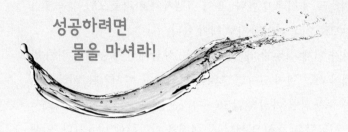

성공하려면
물을 마셔라!

　1953년 5월 29일 세계 최초로 가장 높은 산 에베레스트를 정복한 사람들은 영국의 에드먼드 힐러리 경(Sir Edmund Hillary)이 이끈 등반대원들이었다. 그 감격스런 성공 뒤에는 정상 정복을 위해 헌신해준 주치의 헌트 박사(Dr. Hunt)가 있었다. 헌트는 정상 정복을 위해 애쓰는 등반대원들에게 매일 2리터 이상의 물을 마시라고 권했다. 등반대원들은 전기를 이용해 얼음을 녹이는 기계를 준비했고 매일 얼음을 녹여 충분한 물을 마셨다. 등반을 하자면 호흡이 거칠어지고 땀을 흘리면서 수분을 많이 배출하기 때문에 충분한 양의 물을 마셔야 한다. 힐러리 등반대는 주치의의 조언을 잘 지켰고 물의 힘으로 무사히 정상을 밟았다.

　그런데 몇 달 전 같은 에베레스트 산을 정복하기 위해 출발한 스위스의 등반대원들은 정상 정복에 실패했다. 이들은 그 이유를 마지막 3일 동안 두 컵 분량인 약 400밀리리터의 물밖에 마시지 못했기 때문이라고 말했다.

마라톤은 42.195킬로미터를 쉬지 않고 달려야 하는 고난의 스포츠다. 마라톤 코스 안에는 평지만 있는 게 아니라 언덕도 있고 내리막길도, 커브도 있다. 여기에다 경쟁자들을 예의주시하며 자신의 페이스를 유지해야 한다. 혹여 경쟁자가 따라붙으면 더욱 힘을 내서 앞으로 치고 나아가기도 해야 한다.

순위가 언제 어떻게 바뀔지 모르는 상황에서 우승하기 위해 반드시 해야 하는 일이 있다면 그것은 단연코 물 마시기다. 어느 누구도 중간 중간 물을 마시지 않고는 마라톤을 완주할 수 없다. 그래서 그런지 사람들은 흔히 인생의 긴 여정을 마라톤에 비유한다. 인생이 단시간 내에 전력 질주하는 100미터 경기와는 거리가 멀기 때문이다.

사람들은 저마다 자신이 원하는 성공을 꿈꾼다. 그리고 성공하기 위해 계획을 세우고 부단히 노력을 기울인다. 이 과정에서 반드시 필요한 것도 충분한 양의 물을 섭취하는 일이다. 물은 두뇌의 활력과 집중력을 높여주고 정신건강에도 도움을 준다. 또한 육체적인 원동력으로 작용해 계속해서 움직이는 근육에 활기를 불어넣는다. 물은 매일 쌓이는 피로물질을 풀어주어 상쾌한 아침을 맞이하게 해주는 최고의 보약이기도 하다.

만약 누군가가 성공을 꿈꾸고 나아가 그것을 반드시 이루고자 한다면 단연코 충분한 양의 물을 섭취하라고 권하고 싶다.

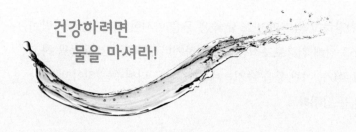

건강하려면
물을 마셔라!

건강의 척도는 매우 다양하다. 그중에서도 물은 건강 척도의 가장 앞자리에 있을 만큼 상당히 중요하다. 물의 중요성에 대해서는 굳이 이런저런 설명을 곁들이지 않아도 모두가 잘 알고 있을 것이다. 아이러니하게도 사람들은 물이 중요하다는 것은 알아도 그토록 중요한 물의 '활용'에 대해서는 잘 모른다.

물은 건강의 핵심이다. 건강을 말할 때 그 중심에는 항상 물이 존재한다.

생명의 시초는 물이며 우리 역시 물에서 태어났다. 우리 몸은 약 60조 개 이상의 세포로 구성되어 있는데 각 세포는 모두 물에 떠 있다. 개개의 세포 역시 물로 채워져 있다. 그런데 만약 물이 순환되지 않으면 물에 떠 있는 세포는 병이 들고 세포로 구성된 장기 역시 질병에 노출되고 만다. 이 상태로 시간이 더 지날 경우 여러 가지 질병이 나타나면서 고통을 받는다. 그렇다면 우리는 질병의 원인을 물에서 찾아야 한다. 대부분의 질병은 물만 잘 마셔도 치료가 가능하며 물로 치료받는 환자는 후유증도 덜하고 고통도 덜 받는다.

건강하고 싶다면 반드시 좋은 물을 마셔야 한다. 많은 사람이 건강을 위해 건강보조식품을 섭취하거나 규칙적으로 운동을 하고 레저, 여가, 여행 등을 즐기는데 그 효과를 더해주는 것이 바로 충분한 물 섭취다.

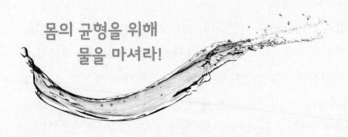

**몸의 균형을 위해
물을 마셔라!**

몸의 균형을 이루는 것은 생각보다 어려운 일이다. 우리가 매일 음식을 먹는 것도, 적당한 양의 물을 마시는 것도 결국에는 몸의 균형을 이루기 위해서다. 신체가 제대로 기능하기를 바란다면 늘 영양과 수분을 균형 있게 섭취해야 한다. 하루 세 끼 음식을 먹는 것처럼 충분한 양의 물을 마시는 것도 신체 건강에 매우 중요하다는 얘기다.

건강하지 못하다는 것은 그만큼 몸 안에 수분이 부족하거나 수분대사가 어려워 물이 정체되어 있다는 것을 의미한다. 이는 몸의 균형이 무너져서 발생한 현상이다.

척추가 바로 서지 않으면 몸이 한쪽으로 기울고 장기가 뒤틀려 질병에 걸리고 만다. 마찬가지로 수분이 부족할 경우 우리 몸은 한쪽으로 기운다. 인체의 70퍼센트가 물로 구성되어 있다는 것은 각각의 장기에 그만큼 물이 있다는 것을 뜻한다. 그런데 만약 물이 부족해지면 각 장기들이 제 기능을 하지 못하고 한쪽으로 기울어져 질병에 걸리고 만다. 결국 물을 충분히 공급한다는 것은 몸의 균형을 바로 세운다는 말과 일맥상통한다.

갈증은 뇌의 시상하부(視床下部, Hypothalamus)에서 몸 안에 수분 균형이 어긋나고 있음을 알려주는 통지문과 같다. 이는 약 2퍼센트의 수분이 결핍되어 있다는 신호다. 이 신호에 따라 수분을 공급해주면 갈증을 해소한 인체는 신진대사를 위해 작동한다. 반면 갈증 신호를 보냈어도 수분을 공급해주지 않으면 인체는 몸 안의 수분을 재생해서 활용하려 한다. 이 경우 수분 부족으로 혈액의 점성도(粘性度, Viscosity)가 탁해지고 걸쭉해진다. 이때 몸에 독소가 생기면서 몸이 무거워지고 피로를 느낀다.

피로물질은 파괴력이 매우 강한데 이 파괴력에 가장 큰 영향을 받는 것이 바로 면역이다. 가령 자가면역질환은 면역의 균형이 무너졌을 때 발생하며, 이는 몸을 지켜야 할 면역이 오히려 몸을 공격하면서 발생하는 질병이다. 면역이 미쳐서 날뛰면 백내장이나 아토피, 류머티즘관절염 등이 발생하고 그밖에도 다양한 질병이 나타난다. 다시 한 번 말하지만 이 모든 것의 가장 큰 원인은 몸 안의 수분 결핍이다.

수분 균형은 몸의 안정에서 절대적인 역할을 한다. 만약 몸이 불안정하다면 가장 먼저 좋은 물을 마셔야 한다. 인체 내에 좋은 물이

들어갈 경우 몸의 균형을 맞출 수 있다. 물은 살아 있는 생명체로 우리가 마신 물은 몸의 생명을 지키기 위해 애쓴다.

　물을 마실 때는 감사하는 마음으로 마셔야 한다. 그러면 물은 우리에게 몸의 균형이라는 선물을 안겨준다. 몸이 불안정한 상태에 있다가 그 선물을 받아본 사람은 아마 물의 중요성을 절절히 깨달았으리라.

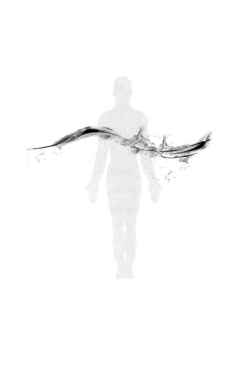

차 례

제3장   물 사용에 대한 궁금증

제5장   물과 장기(臟器)

제6장   물과 질병

제7장   물과 다이톡스

제1장

물의 귀중함

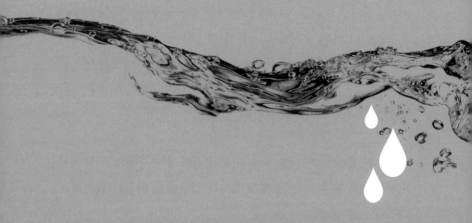

우리는 물을 비교적 쉽게 접할 수 있지만
물의 귀중함을 모르면 물로 인해 고통을 받게 된다.

모든 생명체는 물에서 시작되었다

생명을 유지해주는 필수조건 중 하나를 꼽으라면 나는 가장 먼저 '물'을 얘기하고 싶다. 물이 있는 곳에서는 생명체가 살아 숨 쉬지만 물이 없으면 생명체는 존재할 수 없기 때문이다. 기름진 옥토에도 그 중심에는 물이 있고 공업 역시 물이 있어야 생명력을 얻을 수 있다. 종교의 창조론에서는 태초에 신이 세상을 만들 때 가장 먼저 빛을, 그다음으로 물을 만들어 지구의 균형을 유지했음을 말한다. 물은 지구의 생명체에 앞서서 세상에 존재한 것이다.

마찬가지로 진화론에서는 모든 생명체가 물속에서 나왔으며 이후 종(種)이 나뉘고 진화를 거듭해 지금의 사람이 되었다고 말한다. 이처럼 진화론도 생명의 기원을 물에 두고 있다. 이것은 대부분의 생명체가 양수(羊水)에서 자라 일정 시간이 지난 후 양수 밖으로 나온다는 논리를 뒷받침한다.

아무튼 종교론과 진화론은 서로 대립하지만 생명체가 물에서 시작되었고 물과 깊은 관계가 있다는 것만큼은 의견이 일치하는 셈이다.

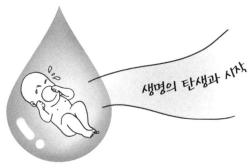

생명의 탄생과 시작

▲ 모든 생명체의 기원은 물이다. 물은 생명을 탄생시키는 힘을 품고 있다.

2 인류 문명과 역사는 물이 만들었다

1장

문명은 인류의 시작을 보여주는 동시에 인종을 구분하는 근거이기도 하다. 문명 발달의 중심에는 항상 큰 강이 있었고 역사적으로 강물은 문명이 꽃을 피운 기반이었다. 알고 있다시피 인류의 역사에는 굵직한 4대 문명지가 있다.

첫째, BC 6,000년경 현 유럽의 문명을 낳은 **메소포타미아 문명**은 티그리스 강과 유프라테스 강 유역을 중심으로 번영했다. 둘째, BC 3,000년경 지금의 인도 문명을 일으킨 **인더스 문명**은 인더스 강을 중심으로 꽃을 피웠다. 셋째, BC 3,000년경 오늘날 아프리카 문명의 토대를 이룬 **이집트 문명**은 나일 강을 중심으로 번영을 누렸다. 당시 이집트에서는 지금의 태양력, 기하학, 천문학이 발달했고 후세대에게 세계 7대 불가사의 중 하나인 피라미드를 남겼다. 마지막으로 아시아에 문명의 꽃을 피운 **황하 문명**은 BC 4,000년경 황하 강을 중심으로 만들어졌다.

이처럼 인류는 물이 풍부한 강줄기를 중심으로 문화의 꽃을 피웠고 그 역사는 지금까지 이어지고 있다.

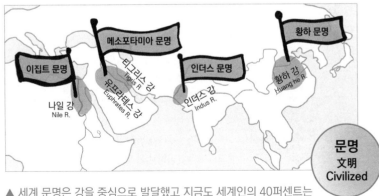

▲ 세계 문명은 강을 중심으로 발달했고 지금도 세계인의 40퍼센트는 강을 중심으로 살아간다.

3 우리가 마시는 물은 어떻게 만들어질까?

고대 그리스의 철학자 탈레스(Thales)는 "세계는 물로 되어 있다"라고 말했다. 이 말은 물질의 근원은 물이고 세상은 물의 영향을 받으며 움직인다는 뜻이다. 그 물 중에서 사람이 마실 수 있는 식수는 한정되어 있다.

미국 지질조사국(USGS, United States Geological Survey)에 따르면 지구 표면적의 4분의 3은 물로 채워져 있다고 한다. 이 중 97.24퍼센트는 바닷물, 2.14퍼센트는 빙하, 그리고 0.022퍼센트는 호수·강·지하수로 이루어져 있다.

우리가 마시는 지하수는 전체의 0.61퍼센트 정도를 차지한다. 이 지하수는 빗물이 땅속으로 스며들면서 만들어지며 우리가 마시기에 가장 적합한 물이다. 시중에서 판매하는 생수가 바로 이 지하수에서 뽑아 올린 물이다.

현재 도시에서는 상수도를 활용해 식수를 공급받는 시스템에 의존하고 있다. 수도꼭지만 틀면 바로 나오는 수돗물은 상수원의 물을 끌어오는 것으로 한국수자원공사에서 관리 감독하고 있다. 도시는 대부분 수돗물을 이용하고 상수도 시설을 갖추지 않은 시골은 지하수를 이용한다.

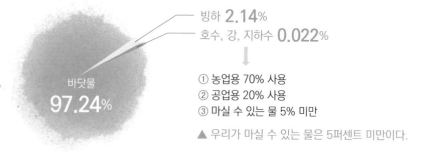

빙하 **2.14**%

호수, 강, 지하수 **0.022**%

바닷물
97.24%

① 농업용 70% 사용
② 공업용 20% 사용
③ 마실 수 있는 물 5% 미만

▲ 우리가 마실 수 있는 물은 5퍼센트 미만이다.

4 우리의 물은 안전한가?

지하수, 수돗물, 생수, 정수기물, 우물물, 약수터물 등 우리가 마시는 물은 그 종류가 매우 다양하다. 그렇다면 우리가 매일 마시는 물은 과연 안전할까? 이 질문에 선뜻 '그렇다'라고 대답하기는 곤란하다. 그만큼 우리의 환경이 온갖 공해와 오염에 찌들어 있기 때문이다. 그래서 그런지 많은 사람이 더 좋고 안전한 물을 찾아 떠나기도 한다.

실제로 우리는 물 자체를 안심하고 그대로 마실 수 없는 시대에 살고 있다. 땅에 매립한 여러 가지 쓰레기와 생활 오염물질이 땅속으로 스며들어 지하수를 오염시키는가 하면 오래되고 부실한 녹슨 배관에서 녹이 흘러나오기도 한다. 여기에다 수돗물을 약품 처리하는 것, 불량 생수, 정수기 오염 등이 일상화한지는 이미 오래되었다.

앞으로 물의 오염은 더욱 심각해질 전망이다. 그렇다고 물을 마시지 않을 수는 없으므로 우리는 좋은 물을 찾기 위해 노력해야 한다. 즉, 주어진 물을 안전하게 마실 수 있는 방법을 찾고 문제에 지혜롭게 대처하는 자세가 필요한 시점이다.

1%
지구상의 담수 중
사용 가능 비율

15초
물 관련 질병으로 인한
어린이 사망자 한 명 증가 시간

3,575,000명
연간 물 관련 질병으로 인한 전 세계 사망자

◀ 세계물포럼 자료

88,000,000명
안전한 식수를 구하지 못하는 인구

지구촌 곳곳에서 물 부족으로 신음하는 사람들이 갈수록 늘어나고 있다. 그 수위가 매우 높고 위험하다 보니 국제연합(UN) 기구에서는 1993년부터 '물의 날'을 지정해 해마다 물 부족의 심각성에 대한 연구 자료를 내놓고 있다.

지구촌의 물 부족은 단순히 식수에만 나쁜 영향을 미치는 것이 아니다. **물이 부족해지면 질병이 범람해 세계보건기구(WHO)의 재정에 영향을 주며 농수산물 가격이 급등하면서 식량이 부족한 국가는 위험에 처한다.** 이것이 심각해지면 식량 전쟁이 발생할 가능성이 높아진다. 또한 식수 부족으로 국가 간의 마찰이 크게 늘어나고 오폐수 증가로 물고기들의 생존이 위협을 받는다. 물 부족은 산업계 전체에 영향을 미치는데 특히 공업제품 생산량이 줄어들고 농수산물 가격이 상승하면서 가계 경제가 압박을 받는다.

대한민국은 2003년부터 '물 부족 국가'로 분류되었으며 2025년에는 '물 기근 국가'로 전락할 것이라는 분석이 나와 있다.

우리나라는 산이 많고 물이 풍부해서 예로부터 금수강산(錦繡江山)이라 불려왔다. 하지만 근래 들어 가뭄이 잦고 장마철에도 비가 잘 내리지 않는 기현상이 벌어지고 있다. 해마다 봄철만 되면 우리는 뉴스를 통해 물 부족으로 농가의 한숨이 깊어진다는 얘기를 듣는다. 그럼에도 불구하고 사람들은 물 부족 현상을 그리 심각하게 여기지 않는다.

물 부족이 우리의 삶에 직접 영향을 미칠 날이 머지않았다. 그러므로 아까운 줄 모르고 펑펑 쓰던 지금까지의 습관을 바꿔 **앞으로 다가올 물 부족 현상에 대비하는 자세가 필요하다.**

6 세계적으로 식수가 부족해지고 있다

세계은행의 부총재였던 이스마일 세라겔딘(Ismail Serageldin)은 이렇게 말했다. "20세기 전쟁이 석유를 차지하기 위한 전쟁이었다면 21세기 전쟁은 물을 차지하기 위한 전쟁일 것이다."

그가 단순히 물 부족 사태를 경고하기 위해 이런 말을 한 것은 아니다. 국제원자력기구(IAEA)는 지난 2003년 보고서에서 매년 전 세계에서 500만 명 이상이 수인성 전염병(水因性傳染病, Waterborne Infection)으로 사망한다는 통계를 발표했다. 특히 비위생적인 물 때문에 사망하는 사람이 전쟁으로 사망하는 사람의 열 배에 이른다고 밝혔다. 그만큼 인류는 심각한 물 부족 사태에 직면해 있다. 문제는 그 사태가 앞으로 더욱더 심각해질 전망이라는 데 있다. 국제연합환경계획(UNEP)은 2003년 보고서에서 2025년에는 78억 지구인의 38퍼센트인 29억 6,000만 명이 물 부족 사태에 직면할 것이라고 밝혔다. 2034년에는 지구 인구의 50퍼센트가 물을 먹는 데 큰 어려움을 겪는다는 통계가 나왔고, 2050년에는 절반 (42퍼센트) 수준인 약 39억 명이 물 부족에 시달리는 단계가 100년 가까이 지속된다고 한다.

대한민국도 현재 심각한 물 부족 사태를 겪고 있다. 우리는 1인당 하루 335리터의 물을 사용하는데 이는 세계적으로 상위권에 속하는 사용량이다. 그 사용량을 줄이지 않으면 심각한 물 부족 사태가 장기전으로 이어질 수 있다. 특히 서울 인구의 물 사용을 위해 지방 사람들이 물 사용을 억제하는가 하면 농수(農水) 사용까지 제한하고 있는 실정이므로 현실을 바로 보고 대응해야 한다. 머지않아 물 부족으로 많은 사람이 식수를 받기 위해 길게 줄을 설지도 모른다. 그런 일을 겪지 않으려면 개개인은 습관을 바꾸고 정부는 물 부족 사태에 대처하는 정책을 펴야 한다.

인간의 생존에 반드시 필요한 물이 부족해지면서 나라와 나라, 부족과 부족 간의 갈등이 점차 심각해지고 있다. 지금까지는 주로 석유 문제로 싸웠지만 이제는 물을 두고 서로 차지하겠다고 경쟁하는 것이다.

흥미롭게도 전 세계적으로 최소 2개 나라 사이를 흐르는 강물이 3,000개가 넘는다. 이 강물을 전 인류의 40퍼센트 정도가 밀접하게 공유하는데 바로 여기에서 말썽이 일어나고 있다. 현재 전 세계 30여 개 나라에서 발생하는 크고 작은 분쟁 및 다툼이 이 강물을 사이에 두고 일어난다. 이곳은 앞으로 물 사정이 더 악화되면 언제든 전쟁이 발생할 수 있는 지뢰밭인 셈이다.

지금 일어나고 있는 중동의 전쟁도 겉으로는 석유 때문인 것 같지만 사실은 요르단 강을 차지하려는 물의 전쟁으로 보는 것이 더 정확하다. 영국 세필드 대학의 인문지리학 교수 대니 돌링(Danny Dorling)은 《100억 명(전 세계 100억 인류가 만들어낼 위협과 가능성)》에서 "만약 인류 문명이 끝장난다면 그것은 물 전쟁 때문일 것이다"라고 말했다.

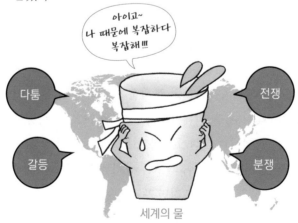

세계의 물

8 물 오염이 온갖 질병을 만들어낸다

물 오염이 날로 심각해지면서 생명체가 위협을 받고 있다. 물이 오염되면 물을 필요로 하는 생명체도 당연히 오염되고, 생명체 먹이사슬의 최종 단계에 있는 인간 역시 오염되어 온갖 질병에 노출될 수밖에 없다. 실제로 현재 발생하는 **수많은 질병의 90퍼센트**는 그 원인이 **음식물**에 있다. 오염된 음식물이 인체 내로 들어오면서 온갖 질병을 일으키고 있다는 얘기다. 여기에다 식물에 뿌린 농약까지 덤으로 입 안에 들어오는 바람에 사람들은 더욱더 고통으로 신음하고 있다.

우리는 흔히 산업 발달의 긍정적인 측면만 바라보지만 이에 따른 오염의 부산물이 가히 충격적인 수준임을 인지해야 한다. 물을 오염시키는 산업 폐수나 농축산 폐수, 가축의 분뇨 등도 큰 문제지만 실은 생각 없이 쓰고 아무렇게나 버리는 **생활 폐수가 가장 큰 오염원**이다.

우리가 하루에 사용하는 **약 500리터의 생활용수**는 하천을 거쳐 정수된 뒤 다시 우리의 입 안으로 들어온다. 그렇다면 우리가 물을 어떻게 사용하고 버려야 하는지 곰곰이 생각해봐야 하지 않을까 싶다.

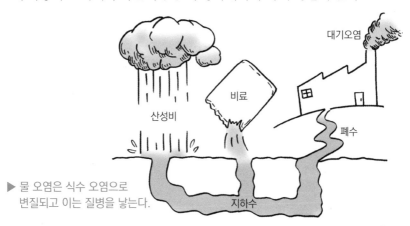

▶ 물 오염은 식수 오염으로 변질되고 이는 질병을 낳는다.

제2장

먹는 물의
종류와 기능

물의 기능과 활용법은 매우 다양하지만

순수한 물의 효용을 단 한마디로 말하자면

그것은 '몸에 이롭다'는 점이다.

물을 사먹는다는 발상이 처음 등장했을 때 사람들은 '설마' 했다. 하지만 지금은 물을 사먹는 걸 당연시하고 덕분에 새로운 시장이 형성되면서 생수판매업자 전성기가 도래했다. 본래 '생수(生水, Living Water)'는 신선한 물이라는 뜻이지만 이젠 플라스틱 용기에 담긴 물로 인식하고 있다.

생수는 지하 암반대수층(岩盤帶水層, Acquifer) **안에 있는 지하수나 용천수**(湧泉水, Spring Water, 피압면 대수층의 지하수가 누출되어 그 압력으로 땅에서 솟아나는 물) 등에서 뽑아 올린다. 이것을 여과한 뒤 병원균에 오염되는 것을 막기 위해 살균 처리한 다음 시중에 유통시킨다.

이러한 생수는 일반적으로 가장 쉽고 값싸게 접할 수 있으며 근래에는 가정에서 식수는 물론 음식을 할 때도 사용하고 있다. 그런데 매스컴에 종종 등장하듯 생수 오염 문제가 빈번하게 발생하고 있으므로 좋은 생수를 선택해서 마셔야 한다.

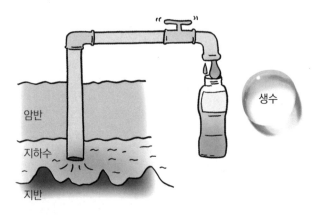

생수

암반

지하수

지반

▲ 용기에 담아 판매하는 생수는 약 200미터 깊이까지 관을 박아 지하수를 뽑아 올려 만든 물이다.

2 여과수

여과수(濾過水, Filtered Water)란 여과하는 통에 숯을 넣어 정화한 물을 말한다. 숯은 냄새 제거를 비롯해 방부 효과가 뛰어나며 방사능 물질까지 흡수한다. 또한 다른 무엇보다 정수 기능이 뛰어나다. 우리가 사용하는 수돗물도 숯을 이용한 정수 시스템을 거쳐 나온다.

물에 숯을 담가두면 물은 제 기능을 회복하고 이 숯을 통과한 물은 자연 상태의 물로 돌아간다. 최근에는 숯뿐 아니라 옥(玉)이나 맥반석, 자수정 등 여러 가지 여과 장치를 거친 물을 사용하는 사람들이 늘어나고 있다. 물이 자연적인 물질과 만나 스스로 정화 능력을 갖추기 때문이다.

한편 숯을 이용한 여과기를 장시간 사용할 때는 오히려 오염이 될 수 있으므로 **자주 새것으로 갈아줘야 한다.** 또한 숯의 종류에 따라 여과 능력이 다르므로 좋은 숯을 선택해야 한다.

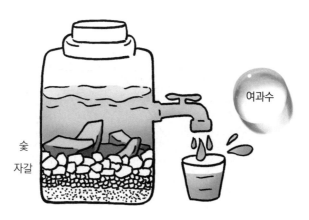

숯
자갈

여과수

▲ 여과수는 통에 자갈이나 숯 등을 넣어 통과시킴으로써 정화한 물이다.

3 해양심층수

　해양심층수(海洋深層水, Deep Ocean Water)는 바다 200미터 이상의 깊은 물속에서 물을 끌어올려 소금기를 제거한 뒤 마시는 물을 말한다. 이러한 해양심층수는 1980년대부터 본격적으로 '마시는 물'로써 연구를 시작했다.

　현재 우리나라에서도 해양심층수를 개발해 시중에 시판하고 있는데 이것은 일반 물보다 미네랄이 풍부해 경도가 높다. 이 해양심층수는 2℃의 일정한 온도에서 2,000년 이상 질소, 인, 규소, 마그네슘 같은 영양 염류와 미네랄이 쌓인 물이다. 이에 따라 해양심층수가 미네랄이 부족한 갈증을 해갈해주는 물로 각광을 받고 있다.

　이미 해양심층수를 활용한 여러 상품이 널리 이용되고 있으며 향후 물 부족 시대를 대비해 해양심층수 개발이 더욱더 활발해질 것으로 보인다.

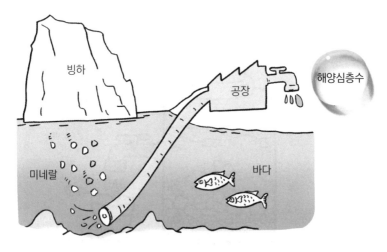

▲ 수천 년 동안 바다 밑에 있던 해양 미네랄수를 뽑아 올려 만든 식수다. 바닷물의 소금기를 없애고 마실 수 있도록 정수했다.

4 | 역삼투압수

역삼투압수(逆渗透壓水, Reverse Osmosis Water)란 **머리카락 굵기의 100만 분의 1을 통과한 물**을 의미한다. 이 정도 굵기면 물의 입자가 굉장히 잘게 부서지고 웬만한 바이러스나 균, 곰팡이, 이물질은 통과할 수 없다. 그래서 가장 안전한 물로 불린다. 하지만 물의 pH 농도를 결정짓는 물속의 미네랄까지 걸러지기 때문에 오히려 인체에 해롭다는 의견도 만만치 않다.

원래 역삼투압수는 **정수기가 개발되면서 나온 물**이다. 이것은 우주선에 탑승한 승무원들이 긴급사태 발생 시 자기 오줌을 걸러서 마시도록 만든 것으로, 정상 식수 대용으로 개발한 것이 아니다. 그런데 이것이 시중에 유통되면서 널리 알려졌고 이젠 어딜 가든 정수기를 쉽게 볼 수 있다. **역삼투압수를 마실 때는 별도로 미네랄 식품을 섭취해야 한다.** 99퍼센트 이상을 걸러낸 역삼투압수가 아무런 영양도 없는 물이기 때문이다.

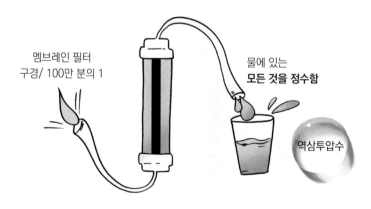

멤브레인 필터
구경/ 100만 분의 1

물에 있는
모든 것을 정수함

역삼투압수

▲ 물에 포함된 모든 것을 걸러내고 마시는 방법이다.
  만약 물에 함유된 미네랄을 원한다면 별도로 미네랄을 섭취해야 한다.

중공사막수(中空絲膜水, Hollow Fiber Water)는 역삼투압 방식과 달리 물의 모든 것을 걸러내는 것이 아니라 **인체에 해로운 것만 걸러내고 유익한 미네랄은 통과시킨 물**이다. 이것은 수돗물에 가장 적합한 정수 시스템이다.

현대인은 미네랄 부족으로 여러 가지 질병에 노출되어 있다. 특히 음식을 통해 섭취하는 미네랄에는 한계가 있기 때문에 별도의 식품으로 섭취할 것을 권장한다.

이런 상황에서 물에 들어 있는 미네랄을 버리는 것은 큰 손실이라 할 수 있다. 물속의 미네랄은 물의 표면장력이나 이온화에 영향을 미친다. 그리고 식물은 미네랄을 이용해 수분을 빨아 당김으로써 성장한다.

이러한 물속 미네랄은 우리 인체에 매우 중요하다. 이에 따라 최근에는 역삼투압 정수기의 대안으로 중공사막 정수기를 설치하는 사람들이 늘어나고 있다. 그 이유는 **역삼투압 방식에서 발견된 문제를 보완한 덕분에 물 낭비가 전혀 없고 약알칼리 성질을 지니고 있어 인체에 적합**하기 때문이다.

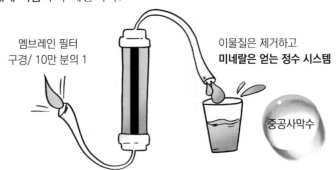

멤브레인 필터
구경/ 10만 분의 1

이물질은 제거하고
미네랄은 얻는 정수 시스템

중공사막수

▲ 물의 이물질은 제거하고 미네랄은 마시는 방법이다.
일반적으로 널리 사용되고 있으며 수돗물에 가장 적합한 시스템이다.

6 이온수

이온수를 다른 말로 전해수(電解水, Electro-Analysised Water)라
고 한다. 이것은 양극(+)과 음극(-)의 직류 전기를 통해 물을 이온화한
것으로 음극에는 칼슘, 마그네슘, 칼륨 같은 **알칼리 이온수**가 형성
되기 때문에 식수나 음식에 사용한다. 이 물은 입자가 작고 체내 흡
수율이 좋으며 **인체 내 활성산소를 제거하는 기능**을 한다.

반대로 양극에는 염소, 황, 인 같은 **산성 이온수**가 만들어지는데
이것은 식수로는 부적합하지만 세안이나 세척용으로는 매우 탁월
하다. 특히 세안을 할 때 약산성인 **피부 미용에 좋아 미용수로 사용할
경우 뛰어난 효과를 볼 수 있다.** 여기에다 살균 및 표백 기능이 있어
환경오염 제거용으로 사용해도 좋다.

최근 이온수기를 사용하는 사람이 늘어나고 있는데 이는 건강
에 대한 관심이 그만큼 높아졌기 때문이다.

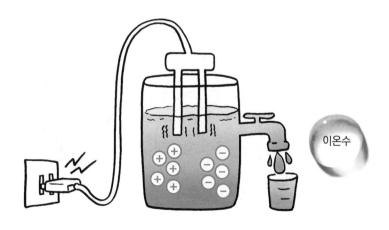

이온수

▲ 전기분해로 물을 이온화해 산성수와 알칼리수를 얻는 방법이다.
  알칼리수는 음용수로, 산성수는 세안용으로 사용한다.

7 증류수

증류수(蒸溜水, Distilled Water)란 일반물이나 수돗물을 가열해서 얻은 수증기의 물을 말한다. 이것은 세 번 정도 증류를 거쳐야 완벽한 증류수가 된다. 대표적인 증류수로는 주사액의 원료로 사용하는 주사용증류수(注射用蒸溜水, Water for Injection)가 있다. 또한 증류수는 시약이나 각종 제제에 사용하는데 이것은 약국에서도 구입할 수 있다.

증류수에 염화나트륨(NaCl)을 넣어 만든 것이 생리식염수(生理食鹽水, Saline Solution)다. 이것은 병원에서 인체에 흔히 투입하는 것으로 우리 몸의 체액을 0.9퍼센트 염화나트륨 용액으로 생각해 이와 농도를 동일하게 조정한 액체다. 하지만 물에 들어 있어야 할 미네랄이 전혀 없기 때문에 식수로 사용하기에는 부적합하며 보통 질병 치료 용도로 사용한다.

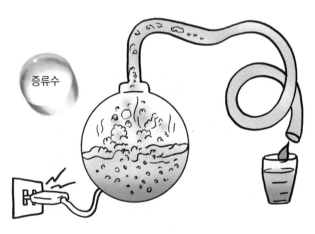

▲ 물을 가열해서 얻은 음용수다. 물의 해로운 성분을 없앤 순수한 물이지만 미네랄이 없으므로 별도로 미네랄 식품을 섭취해야 한다.

8 수소수

수소수(水素水, Hydrogen Water)는 전기로 물속에 수소가 발생하게 해서 수소를 늘린 물이다. 인체는 매일 2퍼센트의 적당한 활성산소를 만드는데 이것은 몸 안에서 살균과 면역 방어 시스템에 쓰인다. 그런 반면 환경적 요인으로 인체 내에 활성산소가 필요 이상으로 증가하면 질병이 발생한다. 학자들은 질병의 90퍼센트는 증가한 활성산소, 즉 프리 래디컬(Free Radical)에 그 원인이 있다고 판단한다.

활성산소는 자유기(自由基)나 유리기(遊離基)로 불리기도 하는데, 이는 몸 안의 산소 증가로 분자가 불안정해지면서 유리하거나 자기 마음대로 움직이며 인체를 손상시키기 때문이다. 이때 수소를 투입하면 분자가 안정을 찾고 활성산소는 제거된다. 이런 효능 때문에 가정에서 수소발생기를 비롯해 환원수기를 설치하는 사례가 증가하고 있다.

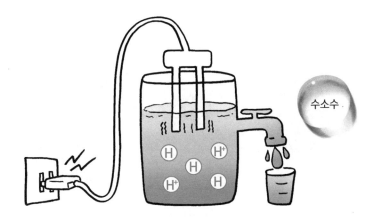

▲ 전기로 물속에 수소가 발생하게 해서 마시는 방법이다. 방출된 수소가 늘어난 산소와 짝을 이뤄 안정을 찾고 몸 안의 활성산소도 제거해준다.

산소수(酸素水, Oxygen Water)는 산소가 풍부한 물을 말한다. 일반적으로 질병 상태에 있는 사람들은 산소 결핍 증상이 나타난다. 특히 현대인은 대기오염으로 산소가 과거 그 어느 때보다 결핍되어 있다. 그래서 몸 안을 해독하는 방법 중 하나로 산소수를 마시는 이용자가 꽤 많다.

산소수 속에 용해된 산소량을 용존산소량(溶存酸素量, Dissolved Oxygen)이라고 하는데, 이것이 부족해지면 물이 썩기 시작한다. 물속의 산소가 부족할 경우 어패류는 생존에 문제가 발생한다.

우리가 마시는 물의 용존산소량은 일반적으로 10ppm 정도다. 산소가 인체에 주는 이익은 많지만 그렇다고 산소를 과다 흡입하면 오히려 독이 되므로 적당히 용해된 산소수를 마시는 것이 현명하다.

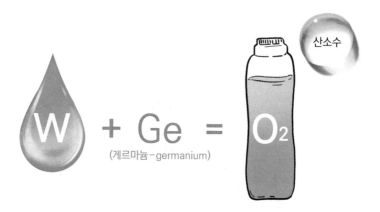

산소수

$$W + Ge = O_2$$

(게르마늄 - germanium)

▲ 물속에 용존산소량이 많은 물을 말한다. 음이온이 풍부한 곳이나 계곡 물에 많으며 게르마늄을 활용해서 마시는 경우도 있다.

10 자화수

자화수(磁化穗, Magnetized Water)란 물에 자력을 가해 물 입자를 잘게 분해함으로써 육각수로 만든 자성의 물을 말한다. 이것은 '파동수' 혹은 '육각수'로 불리기도 한다. 좋은 물일수록 물의 입자가 안정적이고 잘게 나눠져 있으며 몸에 들어가자마자 빠르게 흡수된다. 반대로 좋지 않은 물은 입자가 크고 불안정해 흡수율이 떨어지며 거친 느낌을 준다.

물이 자성을 띠면 물에 에너지가 흐른다. 이 에너지에는 큰 파동이 있어서 몸 안에 들어왔을 때 잠자는 세포를 깨우는 역할을 한다. 이 물을 식물에게 줄 경우 식물이 건실하게 잘 자라고 뿌리를 단단하게 내린다.

자화수는 물 입자가 수산기(水酸基, Hydroxyl Group)인 '- OH'로 살균 능력이 뛰어나 소독용으로 사용한다. 또한 분해 능력이 탁월해 찌든 때 제거용으로 쓰이기도 한다. 최근에는 집에 자석을 설치해서 자화수를 사용하는 인구가 늘어나고 있는 추세다.

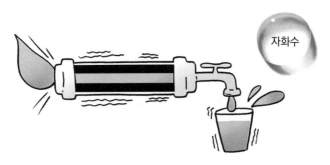

▲ 물을 자석에 통과시켜 마시는 방법이다. 자력으로 물 입자가 잘게 부서지며 일명 파동수라고도 불린다.

제3장

물 사용에 대한
궁금증

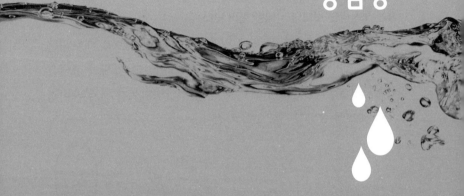

물은 어떻게 활용하고 관리하느냐에 따라

약(藥)이 될 수도 있고 독(毒)이 될 수도 있다.

하루에 인체가 필요로 하는 물의 양은 자기 몸무게에 0.03을 곱하면 나온다. 만약 몸무게가 50킬로그램이라면 1.5리터의 물을 마셔야 한다. 사람마다 대사나 환경이 다르기 때문에 이것을 모든 이에게 적용하기에는 무리가 따르지만, 그래도 이 적용법을 토대로 하루에 필요한 물을 섭취하는 것이 바람직하다.

인체는 하루 2.6리터의 수분을 몸 밖으로 내보낸다. 그렇기 때문에 하루에 반드시 2.6리터의 물을 섭취해야 한다. 만약 땀을 흘려서 많은 수분을 잃었다면 더 많은 수분을 보충해야 하는데 **수분 보충은 모자라는 것보다 넉넉한 편이 낫다.**

수분 보충이 충분치 않으면 인체는 신장에서 밖으로 내보내는 것을 잠가버리고 만다. 이 경우 소변이 줄어들고 인체의 혈액은 점성도가 높아져 탁해지고 만다. 그러면 만성피로가 생겨 바이러스나 세균에 감염될 가능성이 커진다.

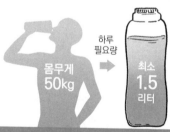

인체 필요한 물의 양 =
자기 몸무게 ×0.03

흡수		배설	
음식물	800㎖	소변	1,400㎖
대사 과정	300㎖	대변	200㎖
차·음료	300㎖	피부	600㎖
물	1,200㎖	호흡	400㎖
계	2,600㎖	계	2,600㎖

2 잠자기 전에 물을 마셔도 좋은가?

3장

  물은 잠들기 두 시간 전까지만 마시는 것이 가장 좋으며 최소한 잠들기 한 시간 전에는 물 마시는 것을 그만두어야 한다. 물은 몸 안에 들어오자마자 빠른 속도로 흡수되지만, 몸에 들어온 물을 전신에 보내기 위해 심장은 멈출 수가 없다. 세포 역시 물을 활용해 신진대사를 하기 때문에 뇌가 깊은 숙면에 들지 못한다. 더구나 저녁 늦게 물을 마시고 잠자리에 들면 중간에 소변을 배출하기 위해 깨어야 하는데 이는 뇌의 안정에 좋지 않다. 오줌은 몸 안의 액상 독소다. 따라서 몸은 대사를 마친 물을 배출하기 위해 뇌를 흔들어 깨운다.

  우리가 잠자리에 들면 장기들은 안정을 취하느라 활동을 멈춘다. 이로 인해 물이 정상적으로 순환하지 않으면 아침에 일어났을 때 몸이 붓는 현상이 발생한다.

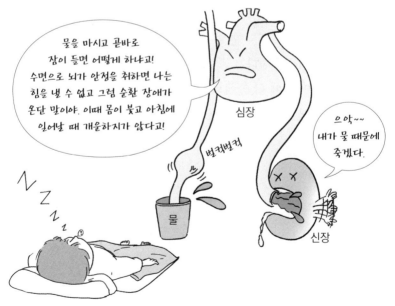

▲ 물을 마시고 최소 한 시간, 여유 있게 두 시간 후 잠을 청해야 한다.

물 대신 혼합음료를 마셔도 수분의 양을 채울 수 있지 않을까? 그럴 거라고 생각하는 사람이 꽤 많지만 이것은 큰 오산이다. 지구상에서 물을 대신해 수분의 양을 넉넉히 채워주는 것은 없다. 그것은 오로지 물만 할 수 있는 일이다. 물론 과일식이나 채소 등 음식을 통해 약간 보충하는 것은 가능하지만, 이런 음식 안에 들어 있는 영양이나 당도(糖度)도 몸 안에서 점성도를 낮추려면 희석시키고 흐름을 위해 물을 마셔주어야 한다.

결국 음료, 커피, 녹차 같은 혼합음료가 몸 안에 들어오면 당분이나 카페인이 몸 안의 수분을 많이 사용하기 때문에 세포의 탈수 현상이 발생한다. 이에 따라 혼합음료를 많이 마실 경우 더 많은 물을 마셔서 세포의 갈증을 해소해주어야 한다. 디카페인 커피를 마시면 괜찮지 않을까 하고 생각할 수도 있지만 이는 일반 카페인 커피보다 카페인이 적은 것일 뿐 완전히 제거된 것은 아니므로 역시 충분한 물을 섭취해야 한다.

물을 마실 때 입 안에서 몇 번 헹궈주면 남아 있던 물질을 깨끗이 청소해 구강과 치아 건강에 좋다.

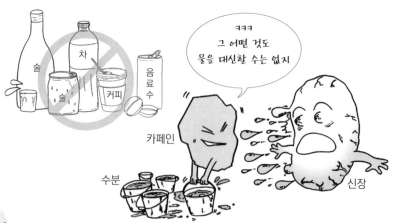

4 찬물이 좋을까, 따뜻한 물이 좋을까?

물은 우리 몸 안에서 여러 가지 기능을 수행한다. 무엇보다 **물은 인체 내에서 신진대사의 연결고리 역할을 한다.** 이때 중요한 것은 마시는 물의 온도다. 예로부터 여름에는 시원한 물을 마셨고 겨울에는 차로 대용해서 따뜻한 물을 마셨다. 적어도 우리가 지금 마시는 것 같은 찬물은 마시지 않았다.

여기서 시원한 물(10~12℃)이란 냇가에 흐르는 물이나 우물물을 말한다. 그리고 차가운 물(~4℃)은 인위적으로 냉장해 물에 찬 기운을 불어넣은 물이다. 이 **찬물이 인체 내에 들어가면 신경은 물론 세포까지 놀란다.** 피부도 찬물에 접촉하면 위축되고 놀라는데 늘 따뜻함을 유지하는 내부 장기는 오죽하겠는가.

찬물을 마실 경우 인체는 그 물을 체온과 같은 36.5~37.1℃로 만들기 위해 많은 에너지를 사용한다. 사실 이 에너지는 몸을 위해 사용해야 할 에너지다. 찬물을 마셔서 몸에 사용해야 할 에너지를 고갈시키면 **몸의 재생과 복구 같은 기능에 어려움이 따를 수밖에 없다.** 따라서 습관적으로 찬물을 벌컥벌컥 마시는 어리석은 행동은 피해야 한다.

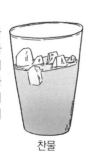

▶얼음을 넣었거나 냉장고에서 꺼낸 차가운 물은 몸의 에너지를 낭비하게 하고 신경을 예민하게 만들며 몸을 차갑게 한다.

찬물

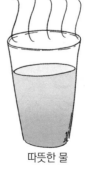

◀따뜻한 물은 몸의 에너지를 낭비시키지 않으며 그렇게 해서 사용하지 않은 에너지는 다른 용도에 적절히 쓰인다.

따뜻한 물

5   환자들은 왜 찬물을 찾을까?

대부분의 환자들은 찬물을 좋아한다. 특히 암환자나 만성질환자들은 찬물을 마셔야 속이 시원하고 살 것 같다고 말한다. 결론부터 말하면 **환자가 찬물을 마시는 행동은 몸을 혹사시키는 것을 넘어 살육을 하는 것이라고 보면 된다.**

환자들은 건강한 사람들보다 몸속의 면역 반응이 더 심하게 일어난다. 즉, 몸 안에서 병원체나 이물질, 노폐물과 끊임없이 방어 전쟁을 치르느라 면역 기능이 혹사를 당한다. 그래서 몸에 항상 열이 발생한다. 이는 인체가 면역 증강을 위해 체온을 올리기 때문이다.

이런 상태에 놓인 환자들은 열이 나는 몸을 식히기 위해 찬물을 마신다. 이는 열을 감지한 뇌의 시상하부가 그 열을 식히라고 몸에 지시한 탓이다. 몸은 의지와 상관없이 뇌의 명령에 따라 수동적으로 움직인다.

환자들은 찬물을 마시지 않아야 한다. 찬물을 마시면서 질병이 호전되기를 바라는 것은 욕심에 불과하다. 찬물을 끊고 따뜻한 물을 마시면 처음에는 힘들겠지만 점점 몸에 익숙해지고 병이 호전된다. 그러면 서서히 몸 안의 염증도 가라앉는다.

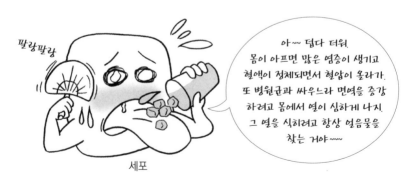

팔랑팔랑

아~~ 덥다 더워.
몸이 아프면 많은 염증이 생기고
혈액이 정체되면서 혈압이 올라가.
또 병원균과 싸우느라 면역을 증강
하려고 몸에서 열이 심하게 나지.
그 열을 식히려고 항상 얼음물을
찾는 거야~~~

세포

6 육각수란?

육각수(六角水, Hexagonal Water)란 물의 입자인 클러스터 구조(같은 원소나 비슷한 원소의 원자가 세 개 이상 모여 한 덩어리로 결합된 구조)가 **육각형으로 이뤄진 형태의 물**을 말한다. 물 분자는 육각, 오각, 사슬의 세 가지 구조를 이루고 있다. **건강한 세포에는 육각수가 많고 건강하지 못한 세포에는 오각수나 사슬의 물이 많다**는 것은 과학으로 밝혀졌다. 물은 온도가 내려갈수록 분자 구조가 안정적이고 완성도가 높다.

육각수는 얼음이나 찬물에 많다. 그래서 많은 사람이 얼음물이나 찬물을 선호하지만, 우리가 여기서 알아둬야 할 것이 있다. 육각수가 많은 얼음물이나 찬물을 마신다고 해서 그 육각수 자체가 흡수되는 것은 아니다. 몸 안에서 체온이라는 열을 만나면 그 육각형 고리는 깨지고 만다. 오히려 얼음물과 찬물은 신경만 예민하게 만들 뿐이다.

인체 내에 들어간 물 분자는 흩어졌다가 재결합해서 세포내액과 세포외액에 존재한다. 건강한 세포 주위에는 육각수가 많이 분포(62퍼센트)하므로 충분한 육각수를 원한다면 우선 몸을 건강하게 만들어야 한다.

$$\frac{H_2O \times 3분자}{육각수}$$

좋은 물과 나쁜 물

물은 색깔도 없고 어떤 특별한 맛도 없는 무색무취(無色無臭)지만 그 나름대로 고유의 특성을 지니고 있다. 맑고 투명한 물을 마셨을 때 우리가 '시원하다' 혹은 '맛있다'라고 느끼는 것은 물이 지니고 있는 특성 때문이다.

좋은 물이라는 말을 들으려면 몇 가지 조건을 갖춰야 한다.

첫째, 미네랄과 용존산소량이 풍부해야 한다.

둘째, 인체에 적합한 pH 7.34 정도의 약알칼리수여야 한다.

셋째, 작은 입자인 클러스터 구조여야 한다.

이 조건을 충족시키는 물을 충분히 섭취하면 인체는 물만으로도 건강을 유지할 수 있다. 이런 물을 흡입하는 식물 역시 건강하게 자라 인간에게 유익함을 제공한다. 산업이 발달하면서 우리가 마시는 물은 갈수록 안전과 거리가 멀어지고 있지만, 그 와중에도 최선을 다해 좋은 물을 얻는다면 그 무엇보다 좋은 선물을 받고 있는 셈이다.

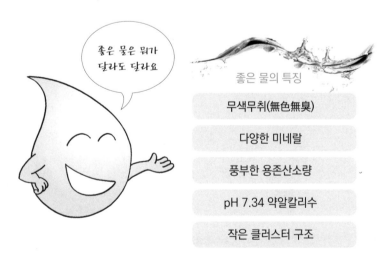

좋은 물은 뭐가 달라도 달라요

좋은 물의 특징

무색무취(無色無臭)

다양한 미네랄

풍부한 용존산소량

pH 7.34 약알칼리수

작은 클러스터 구조

8 식전과 식후 중 언제 마시는 게 좋을까?

국이나 탕 문화가 발달한 한국에는 밥을 먹을 때 반드시 국을 챙기는 오랜 습관이 있다. 실제로 식사를 할 때 국을 같이 먹어야 제대로 먹은 것 같다고 말하는 사람이 아주 많다. 하지만 이것은 우리가 잘살지 못해 늘 배고픔을 느끼던 아픈 역사에서 시작된 음식 문화다. 다시 말해 먹을 것이 충분하지 않아 물로 배를 채워야 했던 시기에 만들어진 것이다. 먹을 것이 부족하던 그 시기에는 물로 배를 채워도 소화기질환이나 위암에 걸리는 일이 극히 드물었다.

이젠 사정이 달라졌다. 잘 먹는 시대를 살아가는 우리는 국과 함께 음식을 섭취하는 문화를 버려야 한다. 건강을 생각해서라도 국을 멀리하는 식습관을 들이는 것이 좋다. **식사를 할 때 물을 섭취하면 소화에 방해를 받는다.**

위는 위산을 분비해 음식물을 반죽상으로 만든다. 그런데 만약 물이 들어오면 위산의 농도가 떨어져 음식을 제대로 분해하지 못한다. 이때 위는 다시 위산을 분비하고 이 시간에 음식이 위에 더 머물면서 소화 장애로 이어진다.

물은 음식을 섭취하기 최소 한 시간 전에 마시는 것이 좋다. 식사가 끝난 후 물을 한 컵씩 마시면 소화 장애가 발생하므로 한 모금 정도로 입가심을 하는 것이 바람직하다. **식사 후에는 역시 최소 한 시간의 여유를 두고 물을 마셔야 한다.**

식전의 물은 위의 찌꺼기를 청소해주고 소화기 기능을 강화한다. 그리고 식후의 물은 음식물의 이동과 흡수 농도를 조절한다.

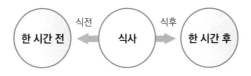

물은 시간에 맞춰 습관적으로 마시는 것이 좋다. 만약 하루에 2리터의 물을 마신다면 **시간 계획을 짜서 계획대로 마시는 것이 바람직하다.** 이때 식사 전과 후는 물론 공복에 더 마시는 것, 잠들기 두시간 전에 마시는 것을 모두 계산해야 한다. 3리터의 물을 마실 경우에도 같은 방법을 활용한다.

▼ 물을 마시는 시간을 습관화해서 매일 충분한 양의 물을 마신다.

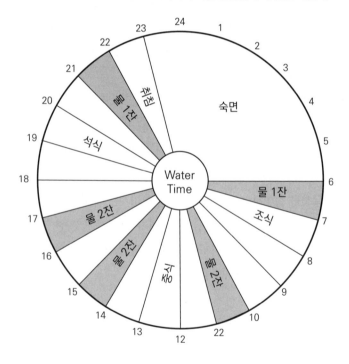

▲ 만약 3리터의 물을 마신다면 오전과 오후에 각각 두 컵씩 두 번을 더 추가한다.

10 물을 마시는 방법

　물은 살아 있는 생명체이므로 감사하는 마음으로 마셔야 한다. 물에는 스스로 생각하고 움직이는 성질이 있다. 우리가 물을 마실 때 물은 왜 우리가 물을 마시는지 잘 알고 있다. 그래서 우리가 원하는 방향으로 움직이고 활동한다.

　물을 마실 때 물에게 감사의 마음을 전하면서 마시면 더 좋은 결과를 얻을 수 있다. 물은 빨리 삼키지 말고 입 안에 머무는 물의 느낌을 느끼면서 천천히 마셔야 한다. 그러면 감사하는 마음도 더욱 깊어진다.

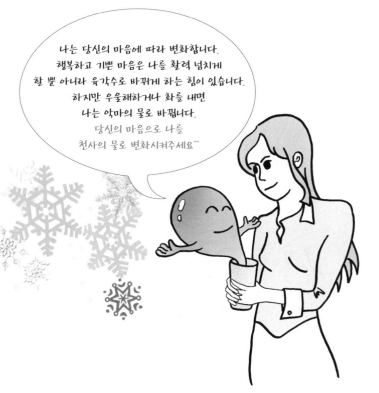

올바른 물 사용법

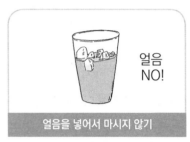

얼음을 넣어서 마시지 않기

얼음을 넣은 찬물은 인체에 해롭다.

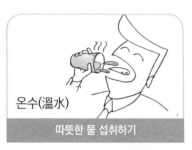

온수(溫水)

따뜻한 물 섭취하기

항상 따뜻한 물을 마셔야 한다.

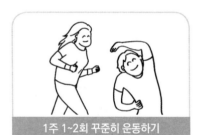

1주 1~2회 꾸준히 운동하기

1주일에 2회 정도 꾸준히 운동을 한다.

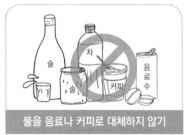

물을 음료나 커피로 대체하지 않기

차나 음료로 물을 대신하지 않는다.

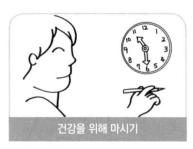

건강을 위해 마시기

제 시간에 맞춰 물을 마시는 것이 효율적이다.

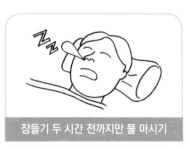

잠들기 두 시간 전까지만 물 마시기

잠들기 전에 물을 마시면 수면을 방해받는다.

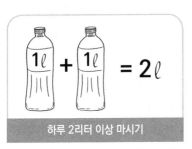

하루 2리터 이상 마시기

하루 2리터 이상의 물을 섭취해야 한다.

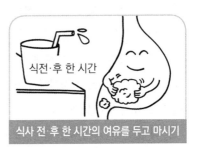

식사 전·후 한 시간의 여유를 두고 마시기

소화하는 위에 부담을 주면 안 된다.

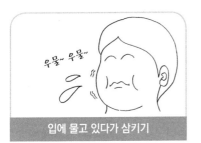

입에 물고 있다가 삼키기

하루 30분 정도는 햇볕을 쬔다.

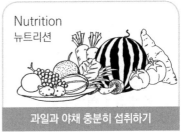

과일과 야채 충분히 섭취하기

과일과 야채가 물의 정화 기능을 돕는다.

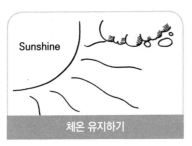

체온 유지하기

항상 정상체온을 유지하기 위해 노력한다.

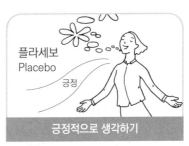

긍정적으로 생각하기

긍정은 올바른 길로 인도하는 기도다.

11 물만 마셔도 살이 찐다?

어떤 여성은 물만 마셔도 살이 찐다며 고민하지만, 사실 물만 마시고 살이 찌는 것은 불가능하다. 물은 인체 내를 순환하면서 지방까지 순환시키기 때문에 절대로 살이 찔 수 없는 구조다. 정말로 물만 마셔도 살이 찐다면 이는 물로 인해서가 아니라 물의 기능이 제대로 작동하지 않아 발생한 역현상일 뿐이다. 즉, 물을 마시긴 해도 그 물이 순환하지 못하도록 가로막는 습관에서 비롯된 결과다.

물이 순환하지 못하면 고이고 고인 물은 썩게 마련이다. 고인 물에 모기와 병충해가 모여들고 결국 그 물이 썩듯 우리 몸에서도 물이 순환하지 않으면 여러 가지 질환이 발생한다. 그렇다면 수분대사에 나쁜 영향을 주는 것에는 무엇이 있을까? 여기에는 운동 부족, 찬물 섭취, 차가운 에어컨 바람, 스트레스, 그릇된 생활습관 등이 있다. 특히 스트레스가 격심해 장기(臟器)에 영향을 주면 대사가 이뤄지지 않고, 그릇된 생활습관은 뇌의 균형을 깨뜨려 지방대사 호르몬 방출을 어렵게 한다.

이 모든 것이 수분대사에 영향을 주며 이로 인해 수분이 정체되고 지방이 쌓여 살이 찐다.

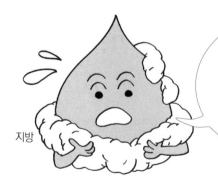

지방

물만 마셔도 살이 찌는 것은 몸 안의 수분대사가 잘 이뤄지지 않아 발생하는 거여~~. 그러면 몸의 수분이 정체되고 지방이 형성된단 말이야. 기왕이면 따뜻한 물을 마시고 운동 좀 하란 말이여!!!

12 물이 부족하면 감기에 잘 걸린다?

결론부터 말하자면 인체 내에 물이 부족할 경우 감기에 잘 걸린다. 감기란 우리 몸이 바이러스에 감염된 상태를 말한다. 감기를 일으키는 바이러스는 수분을 아주 싫어한다. 즉, 감기 바이러스는 건조한 상태를 좋아하고 건조할 때 가장 활동적으로 움직인다.

우리가 감기에 잘 걸리는 계절은 바로 겨울이다. 겨울엔 땅이 얼어 있어 수분이 올라오지 않을뿐더러 찬 공기가 몰아쳐 대기가 매우 건조하다. 그래서 산불도 겨울철에 많이 발생한다. 이 시기에 바이러스가 활개를 치면서 몸을 공격하는데 만약 수분이 부족하면 바이러스의 공격 대상이 된다. 더구나 수분이 부족할 경우 면역력도 떨어지는 까닭에 더욱더 공격 대상 1호가 된다.

감기에 걸리지 않으려고 항산화 식품을 즐겨 섭취하는 것도 바람직하지만 더 중요한 방법은 물을 충분히 마시는 것이다. 그러면 감기 바이러스나 신종 인플루엔자로 인해 고생할 확률은 매우 낮다.

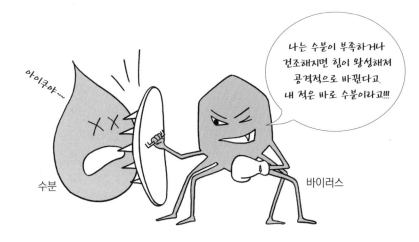

나는 수분이 부족하거나 건조해지면 힘이 왕성해져 공격적으로 바뀐다고. 내 적은 바로 수분이라고!!!

아이쿠야~

수분

바이러스

제4장

물의 생리 기능

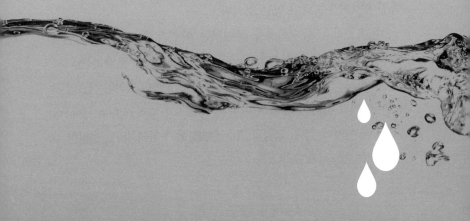

"깨끗한 물은 사람의 건강을 증진시킨다."

– WHO(세계보건기구)

물에는 여러 가지 기능이 있는데 그중 화학적 고분자에 물이 작용해 분해하는 **가수분해**(加水分解, Hydrolysis)는 매우 두드러진 기능이다. 우리가 섭취하는 영양은 많은 분자가 모여 덩어리를 형성하고 있고 이 분자 덩어리를 분해해야 소화 흡수가 가능해진다.

효소는 촉매(觸媒, Catalyst, 물질에 반응해 물질을 변화시키지만 그 자신은 변화하지 않고 그대로 남아 있는 상태) 작용을 하지만 엄격히 말해 효소의 촉매란 물을 활용한다는 것을 의미한다. 효소 반응의 핵심에는 가수분해가 있는 것이다.

3대 효소에는 탄수화물을 분해하는 아밀라제(Amylase)와 단백질을 분해하는 프로테아제(Protease) 그리고 지방을 분해하는 리파아제(Lipase)가 있다. 이 효소 반응에는 반드시 물이 있어야 작업이 가능하다. 우리 몸이 수분을 70퍼센트 이상 보유하려는 이유 중 하나가 바로 여기에 있다. 영양의 가수분해를 돕기 위해서라도 충분한 수분 섭취는 반드시 필요하다.

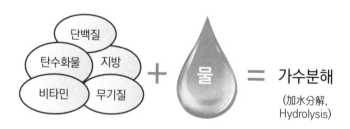

▲ 영양의 효소 반응에는 반드시 물이 있어야 촉매가 진행된다. 물이 부족하면 효소 반응이 떨어지고 흡수율이 저하된다. 더불어 호전 반응이 심하게 일어난다. 영양의 촉매를 통해 흡수율을 높이려면 물을 충분히 마셔야 하는데 이때 물의 기능을 가수분해라고 한다.

2 수분대사

인체는 영양을 활용해 물질대사(物質代謝, Metabolism, 신진대사라고도 한다)를 한다. 이 물질대사를 통해 음식물의 이동, 저장, 배설이 진행되어 에너지로 쓰이는데 이러한 **물질대사의 중심에는 수분대사**(水分代謝, Water Metabolism)**가 있다.**

수분대사에는 용매(溶媒, Solvent, 물질을 녹여 액체로 만드는 물질)가 있으며 이것이 순환을 돕는 이동과 수송, 영양의 흡수, 저장 및 물질 분비는 물론 세포에서 발생한 물질 배설 등의 다양한 일을 한다. 그리고 가장 중요한 체온 조절에도 관여한다.

물은 인체 내의 전체 영양소 중에서 가장 큰 비중을 차지하고 있다. 우리가 섭취하는 모든 영양은 수분을 함유하고 있고, 수분을 잃음과 동시에 영양도 함께 잃는다. 건강이란 곧 수분을 얼마만큼 함유하고 있는가에 달려 있다. 결국 영양을 섭취한다는 말은 영양과 함께 수분도 섭취한다는 것을 의미한다.

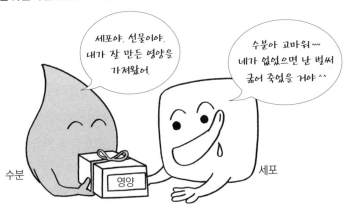

▲ 영양이 분해되어 활성화 단계에 들어서면 수분은 이것이 세포까지 도달하게 해주는 것은 물론 세포 속으로 흡수되도록 돕는다. 수분대사는 모든 대사의 핵심으로 작용한다.

수분평형(水分平衡, Water Balance)이란 인체에 있는 수분이 일정하게 균형을 이루는 것을 말한다. 인체가 여러 가지 기능을 수행하려면 반드시 수분이 필요하다. 물론 수분은 대부분 신진대사에 쓰인다. 수분이 부족할 경우 신진대사의 비활성으로 인체에 질병이 발생한다.

인체는 전체의 70퍼센트가 물로 채워져 있지만 아주 적은 양만 잃어도 곧바로 물을 채우라고 신호를 보낸다. 매일의 신진대사를 위해 많은 물을 사용해야 할뿐더러 깨끗하고 좋은 물을 마시게 해서 이미 사용한 더러운 물을 몸 밖으로 배출해야 하기 때문이다.

몸의 균형은 물이 좌우한다. 인체 내에서 1~2퍼센트의 수분을 잃으면 갈증을 느끼고, 2퍼센트가 넘어서면 심한 갈증으로 입술이 갈라지며 눈동자에 벌건 핏줄이 생긴다. 만약 5퍼센트 이상 수분을 잃으면 혼수상태에 이르며 12퍼센트 이상을 잃을 경우 생명이 위독해지거나 사망한다.

수분을 사용했다면 수분평형을 위해 반드시 필요한 수분을 보충해야 한다. 사용한 만큼 보충하지 않으면 인체는 수분평형을 위해 갈증을 일으키거나 오줌으로 배설하는 수분을 억제한다. 이러한 수분평형의 원리를 들여다보면 인체는 40리터 이상의 물을 필요로 한다.

우리는 하루 평균 소변으로 7컵, 체온 조절에 3컵, 배변 시 1컵, 호흡 작용으로 3컵 등 모두 1.5리터의 물을 배설한다. 만약 배설한 양만큼 수분을 채우지 않으면 몸 안에 노폐물이 쌓이고 혈액이 탁해진다. 어떤 환자든 병원에 도착하면 응급실에서 생리식염수를 보충하는 절차부터 거치는 이유는 병원에 실려 올 정도면 이미 체내 수분 균형이 깨졌다고 보기 때문이다.

4 체내 수분량

4장

체내 수분량(體內水分量, Total Body Fluid)은 인체의 최다성분(最多成分)으로 체중의 45~75퍼센트를 차지하며 성인 남자는 평균 70퍼센트, 성인 여자는 65퍼센트를 차지한다. 유아나 어린이는 성인에 비해 체내 수분량이 많고 나이가 들수록 체내 수분량이 떨어진다. 고령자의 경우 체내 수분량이 약 60퍼센트대 미만이다.

수분을 가장 많이 보유한 장기는 신장이며 그 외에 심장, 폐, 비장, 근육의 순으로 수분 보유량이 많다. 수분을 많이 보유한 장기는 그만큼 열량 소비량이 많아 수분 활용도가 높다는 것을 의미한다. 반대로 지방 조직이나 뼈에는 상대적으로 수분 보유량이 적으며 **지방 조직이 많을수록 수분 비중이 낮아지므로 수분은 비만도에도 영향을 미친다.** 수분 보충으로 체내 수분량이 적절하면 수분이 지방 조직의 결성을 깨뜨리기 때문에 다이어트에 효과적이다. 수분이 아예 결성을 어렵게 만들어 지방 조직이 만들어지지 않는 것이다.

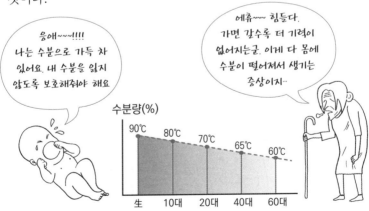

▲ 노화란 몸이 수분을 잃는 것을 말한다. 체내 수분량은 젊음의 명약으로 노화 시계를 늦춘다. 이 체내 수분량은 연령대에 따라 다르지만 이와 상관없이 평소에 물을 넉넉히 섭취하는 것이 좋다.

인체 내에서 나타나는 **삼투압**(滲透壓, Osmotic Pressure)은 흡수와 **배출**을 위한 **항상성**(恒常性, Homeostasis)의 원리로 일어난다. 희랍어로 '밀다'라는 뜻이 있는 삼투압은 영양의 분해, 이동, 흡수에 깊이 관여하며 특히 압(壓)에도 영향을 미친다. 신장은 삼투압으로 혈액과 수분을 재흡수해 몸 안에서 사용하며 이는 모두 **나트륨**(Na)과 **칼륨**(K)의 영향을 받는다. 이러한 성분은 영양과 수분을 농도로 조절하고 흡수 및 분비 기능을 수행한다.

가령 나트륨이 많이 들어 있는 음식을 섭취하면 혈액 내 나트륨의 농도가 짙어진다. 이 경우 혈액을 희석시키기 위해 수분이 세포외액으로 몰리고 세포내액은 수분 부족으로 갈증을 느낀다. 이 모든 것이 삼투압의 현상이다.

삼투압은 전적으로 뇌에서 분비되는 항이뇨호르몬의 영향을 받으며 이를 통해 신체 내 수분 평형을 조절한다. 즉, 갈증을 느끼게 해서 수분을 보충하게 하고 수분이 충분하면 이뇨작용으로 수분을 배출하게 한다. 이러한 삼투압은 인체의 정상적인 항상성을 위해 꼭 필요한 기능이지만 수분 조절에 따른 영향을 크게 받으므로 특히 신경 써야 한다.

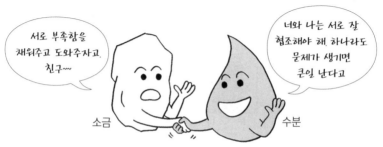

▲ 삼투압은 생명 유지 활동에서 매우 중요한 기능이다. 이것은 수분과 나트륨의 균형 상태에서 이뤄지며 한쪽만 부족해도 몸은 질병 쪽으로 기울어진다.

6 물의 순환 기능

건강을 유지하려면 순환이 잘 이뤄져야 한다. 순환이 이뤄지지 않으면 정체되고 정체된 곳은 이내 감염이 일어나 썩기 시작한다. 나이가 들수록 순환에 어려움이 발생하는데 일단 순환이 이뤄지지 않으면 몸이 굳기 시작한다. 여기서 더 진행되면 재생과 복구가 늦어져 몸이 제대로 움직여지지 않는다.

몸의 순환을 위해서는 운동을 하고 휴식을 취하며 순환에 좋은 영양식을 섭취해야 한다. 이때 가장 중요한 핵심은 충분한 양의 물을 마시는 것이다. 물은 순환에 절대적으로 필요한 핵심 요소다. 인체 내의 순환은 물이 담당하고 있기 때문이다.

일단 우리가 입으로 물을 마시면 위로 내려간다. 이어 장을 거쳐 간장으로 흘러들어 가며 심장에서 혈관을 통해 전신에 있는 세포로 간다. 이렇게 대사를 거친 물은 혈액과 함께 신장으로 들어가 재흡수되고 나머지는 오줌으로 배설돼 순환의 여정을 마친다.

인체 내에 수분이 부족하면 순환이 어려워진다. 순환이 어려워질 경우 몸에 열이 발생하며 이 열로 인해 염증이 발생한다. 이 경우 혈액이 탁해지고 결국 신장은 무리한 스트레스를 받아 몸의 순환과 정화 작업에 어려움을 겪는다. 그러면 몸은 질병 상태에 놓이고 만다.

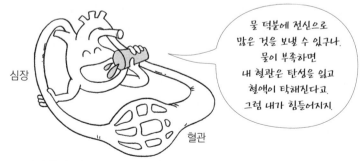

▲ 몸의 순환이 잘 이뤄지면 건강하고 순환이 막히면 고통이 따른다. 순환을 위해서는 운동, 수면도 중요하지만 가장 핵심적인 것은 충분한 수분 섭취다.

물은 인체 내에서 여러 가지 생리적인 기능을 수행한다. 단, 이 것은 필요한 양의 수분을 충분히 공급할 때라야 가능한 일이다. 그중 몇 가지를 살펴보면 다음과 같다.

첫째, 영양소 분해와 운반 및 공급에 관여한다.

수분이 영양을 분해할 때는 가수분해 효소와 함께 공동 작업을 수행한다. 수분이 충분할 경우 분해가 잘 이뤄지며 흡수도 용이해 진다. 분해된 영양은 혈관을 통해 운반되는데 이때 수분이 적절해 야 순환이 잘 이뤄진다. 특히 세포내액과 세포외액의 수분 비중이 잘 맞아야 세포 속으로 잘 흡수된다. 만약 수분의 비중이 맞지 않 아 농도가 짙어지면 역삼투압이 일어나 흡수가 어려워진다.

둘째, 배설 및 정화 작용을 한다.

몸은 신진대사 과정에서 끊임없이 노폐물을 만들고 이는 몸 밖 으로 배출된다. 이 과정에 반드시 필요한 것이 물이다. 물은 노폐 물을 안전하게 관리하는 기능도 하는데 특히 단백질의 부산물인 암모니아 배출에 관여한다. 암모니아는 독성이 강하기 때문에 인 체는 이것을 간에서 독성이 약한 요소(urea)로 전환시켜 소변으로 배출한다. 약간의 수분만 잃어도 심한 갈증을 느끼는 사람은 신진 대사 과정에서 생성되는 노폐물인 암모니아의 농도가 짙어진 탓 이다. 또한 호흡을 통해서도 하루 약 600밀리리터의 수분이 증발 하며 이때 이산화탄소도 같이 증발한다. 이 과정에도 역시 수분이 관여한다. 수분이 충분하면 몸 안의 독소 배출이 쉽고 덕분에 몸 을 정화할 수 있다.

셋째, 체온을 조절한다.

체온은 곧 생명의 임계선으로 인체는 적절한 체온을 유지해야 신진대사가 잘 이뤄진다. 우리 몸은 체온 1℃의 변화에도 큰 영향을 받는다. 몸은 항상성을 위해 체온 유지에 가장 많은 에너지를 소비하는데, 체온 유지의 핵심에 있는 것이 수분 균형이다.

수분은 체온이 올라가면 필요한 기능에 투입돼 체온을 내리는 작용을 하고, 체온이 내려가면 신진대사를 올려 체온 상승에 기여한다. 신진대사 과정에서 과하게 생성된 열은 체표면의 수분이 발산될 때 소모되는 기화열로 쓰여 체온을 조절한다.

체내 화학 반응에 관여하는 **효소 작용의 최적 온도인 36.5℃를 유**지하기 위해 몸은 하루에 1킬로그램의 수분을 증발시킨다.

넷째, 체조직의 구성성분이 된다.

수분은 체조직 형성에 절대적으로 필요하다. 특히 당질이 분해되어 간에 저장될 때는 반드시 수분을 함유해야 한다. 수분이 없으면 인체는 이 기능을 수행할 수 없다. 각 세포와 조직의 수분 보유량에는 차이가 있으며 지질에 20~25퍼센트, 골격에 10~25퍼센트 그리고 근육에 무려 75퍼센트의 수분이 있다. 탄탄한 체조직 구성은 건강한 몸의 구성을 책임지므로 수분의 적정 균형은 매우 중요하다.

다섯째, 충격 흡수에 도움을 준다.

때로 몸은 외부 환경의 압박으로 충격을 받기도 한다. 다행히 물의 습성 중 하나가 충격을 흡수하고 골절시키는 기능이다. 몸은 수분을 이용해 몸에 가해지는 충격을 흡수하고 골절시킴으로써 충격으로부터 몸을 보호하는 기능을 한다.

전체 체중의 60퍼센트 이상을 물이 차지하는 인체는 한마디로 걸어 다니는 물통이다. 인체의 물은 크게 세포 안의 '세포내액'과 세포 밖의 '세포외액'으로 구분된다. 세포내액의 수분은 45~50퍼센트고 세포외액에는 15~20퍼센트의 수분이 있다. 나머지 수분은 조직 사이에 10~15퍼센트가 있고 혈액 속의 혈장(血漿, Plasma)에 5퍼센트가 있다.

혈액은 혈장과 혈구(血球, Blood Corpuscle)로 나뉘는데 혈장은 전체 혈액의 55퍼센트를 차지하고 수분 함량은 90퍼센트 이상이다. 이 혈장에는 영양성분이 떠다닌다. 혈구는 이것을 제외한 백혈구나 적혈구, 혈소판 등으로 구성되어 있다.

충분한 수분은 신진대사에 중요할 뿐 아니라 영양 공급과 순환에도 크게 기여해 혈관 내 혈장 건강의 기준이 된다. 이것은 모두 수분이 균형을 이루고 있을 때라야 가능하다.

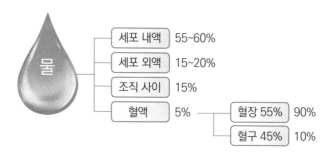

▲ 인체는 피부 바깥 부분부터 시작해 뼈의 골수까지 물로 채워져 있으며 이 수분은 조직 구성에 관여한다. 물은 인체에서 가장 큰 비중을 차지하므로 그만큼 큰 관심을 기울여야 한다. 단 1퍼센트의 물만 부족해도 몸은 빠르게 반응해 수분을 보충하라는 신호를 보낸다.

9 물속의 무기 미네랄

5대 영양소에 속하는 중요한 물질인 미네랄은 인체 내에서 영양 흡수는 물론 대사에 밀접히 관여하며 몸의 균형을 잡아주는 역할을 한다. 인체는 탄소(C), 수소(H), 산소(O), 질소(N)가 96퍼센트를 차지하고 나머지 4퍼센트가 미네랄이다. 4퍼센트의 미네랄 중에서 다시 90퍼센트는 나트륨(Na), 칼슘(Ca), 인(P), 마그네슘(Mg), 칼륨(K), 유황(S), 염소(Cl)의 일곱 가지 원소로 구성되어 있다. 이것은 중요 미네랄로 흔히 말하는 '좋은 물'이란 그 이상적인 비율이 마그네슘 : 칼슘 : 칼륨이 3 : 1 : 1이다. 그 나머지인 게르마늄(Ge), 철(Fe), 아연(Zn), 구리(Cu), 셀레늄(Se), 크롬(Cr) 등은 미량 미네랄에 속한다. 미량 미네랄도 인체 내에 반드시 필요하므로 보충해줘야 한다.

물을 마시면 우리는 미네랄을 섭취할 수 있다. 하루 2리터의 물을 마실 경우 하루에 필요한 양의 30~40퍼센트를 얻는다. 나머지는 우리가 섭취하는 음식이나 건강보조식품을 통해 보충해야 한다. 단, 이 수치는 미네랄이 풍부한 물과 음식을 섭취했을 때의 경우다.

물속에 있는 미네랄에는 무기미네랄이 90퍼센트, 유기미네랄이 10퍼센트 녹아 있는데 무기미네랄이 제대로 녹아 있어야 인체 내에서 잘 흡수 및 활용된다. 물맛이 '좋다' 혹은 '나쁘다'라고 하는 것은 물속에 녹아 있는 용존산소(溶存酸素, Dissolved Oxygen)나 미네랄이 얼마나 되는가에 달려 있다.

우리가 좋은 물을 마셔야 하는 이유는 풍부한 미네랄이 흡수를 돕고 신진대사에 관여해 세포가 좋아하기 때문이다. 그러므로 하루에 필요한 양의 물을 마실 때는 좋은 물을 선택해서 마셔야 한다.

1) 변비를 예방한다

변비는 수분이 부족해서 발생하는 질병이다. 60~70퍼센트의 수분을 포함하고 있는 변은 하루 100~200그램이 배변 활동을 통해 밖으로 배출된다. 변비에 걸려 제때에 배출되지 않은 변에는 수많은 독소가 가득 차 있다. 이것은 대부분 육식 섭취로 산소와 단백질의 질소가 연소되면서 생성된 질소화합물(窒素酸化物, Nitrogen Oxide)이며 인체 내에서 강력한 독성물질로 작용해 해(害)를 끼친다.

변비는 이런저런 질병의 원인이 된다. 변비를 앓는 사람은 두통은 물론 집중력이 떨어지고 추위를 잘 느끼며 감기에 자주 걸린다. 이것은 대사 과정에 문제가 발생했기 때문이다. 따라서 충분한 수분 섭취로 변비를 예방해야 한다. 수분은 배설에 좋은 효능을 발휘한다. 수분을 충분히 섭취하면 배설이 용이하므로 평소에 물을 즐겨 마셔서 변비를 예방해야 한다.

만약 변비에 걸렸다면 일반인보다 **따뜻한 물을 더 많이 마시고 장운동을 꾸준히 해야 한다.** 또한 장이 스스로 움직이게 해서 장근력(腸筋力)을 키우고 섬유질을 충분히 섭취해 장을 깨끗하게 관리해야 한다.

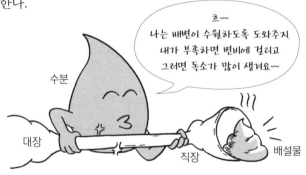

흐~~
나는 배변이 수월하도록 도와주지.
내가 부족하면 변비에 걸리고
그러면 독소가 많이 생겨요~~

수분

대장

직장

배설물

▲ 변에 수분이 부족하면 두통과 눈의 피로가 생기며 피부에 기미가 발생한다.
변비는 변에 수분이 부족한 상태를 일컫는 질병이다.

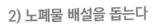

2) 노폐물 배설을 돕는다

우리가 음식물을 섭취하면 대사 과정을 거쳐 반드시 노폐물이 발생한다. 노폐물의 양은 어떤 음식을 섭취하느냐에 따라 달라진다.

인체 내의 노폐물은 여러 가지 방법을 통해 밖으로 배출된다. 피부는 땀으로, 신장은 오줌으로, 직장은 변으로, 폐는 호흡으로 배출한다. 그리고 간은 해독 기능으로 노폐물을 정화한다. 면역은 식균이나 탐식으로 이물질을 삼키며 뇌는 수면으로 안정을 취하면서 피곤이라는 이물질을 없앤다.

이처럼 몸 안에 생긴 노폐물은 여러 가지 형태로 배설되는데 이때 인체의 70퍼센트 이상의 수분을 활용한다. 만약 인체 내에 수분이 부족하면 노폐물이 제대로 배설되지 않은 채 인체에 남게 되고 그러면 여기저기에 온갖 질병이 발생한다. 질병은 대부분 수분과 관계가 있으며 **수분 균형은 질병 치료의 핵심이다.** 질병 치료를 위해서는 약을 섭취하는 것보다 좋은 물을 마시는 것이 더 이롭다는 것을 기억해야 한다.

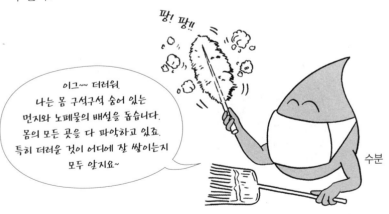

▲ 몸 속에는 매일 노폐물이 끊임없이 발생한다. 이 노폐물을 배설하지 않으면 몸에 여러 가지 질병이 생긴다. 인체 내의 노폐물을 가장 빠르고 확실하게 배설시키는 물은 정화 능력이 아주 탁월하다.

3) 체온을 조절한다

체온은 생명과 같다. 체온을 잃으면 생명도 사라지고 정상체온을 유지하면 무병장수한다. 체온을 유지하기 위해서는 에너지가 필요한데, 이러한 에너지를 열량이라고 하며 킬로칼로리(㎉)라고 부르기도 한다. 하루에 필요한 열량은 대략 2,000~2,400킬로칼로리다. 그리고 반드시 필요한 기초 열량은 1,000~1,400킬로칼로리인데 이 열량에서 60~70퍼센트는 모두 체온 유지에 쓰인다. 그만큼 체온이 중요하다는 의미다.

체온이란 결국 열(熱)을 의미하며 열이 지나치게 높으면 인체에 심각한 탈수가 일어나 뇌세포 파괴로 사망한다. 반대로 수분을 너무 사용하지 않으면 인체에 수분이 남아돌고 결국 수독증(水毒症, Water Intoxication)에 걸려 수많은 질병에 노출된다.

인체가 수분 균형을 이뤄 적절한 체온(36.5~37.1℃)을 유지하면 정상체온을 지키며 건강한 삶을 누릴 수 있다.

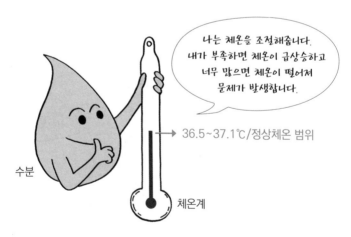

나는 체온을 조절해줍니다.
내가 부족하면 체온이 급상승하고
너무 많으면 체온이 떨어져
문제가 발생합니다.

→ 36.5~37.1℃/정상체온 범위

수분

체온계

▲ 체온은 생명과 같으며 이러한 체온을 조절하는 것이 바로 물이다. 체온이 올라가면 물을 마셔서 체온을 내리고 체온이 내려가 있으면 따뜻한 물을 마셔서 체온을 올려야 한다.

4) 발열 시 열을 내려준다

인체 내에서 체온을 조절하는 기관은 뇌에 있는 시상하부로 이 것은 자율신경의 지배를 받는다. 몸에 열이 나면 자율신경의 부교 감신경이 앞 시상하부로 신호를 보낸다. 그러면 시상하부는 갑상 선을 통해 열을 내린다.

우리 몸은 바이러스가 침투하거나 수분이 부족해지면 자주 열 병이 발생한다. 이때마다 **시상하부는 발열로 인한 염증성 통증을 완화 하기 위해 몸 안의 수분을 활용하여 열을 내리는 기능을 수행한다.** 인체 내의 수분 균형 역시 시상하부가 도맡아서 한다. 즉, 시상하부는 수분이나 체온과 관련된 모든 열을 관리 감독하는 총사령관이다.

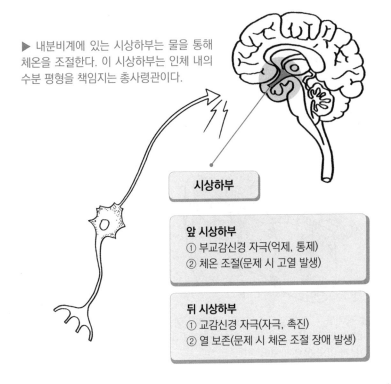

▶ 내분비계에 있는 시상하부는 물을 통해 체온을 조절한다. 이 시상하부는 인체 내의 수분 평형을 책임지는 총사령관이다.

시상하부

앞 시상하부
① 부교감신경 자극(억제, 통제)
② 체온 조절(문제 시 고열 발생)

뒤 시상하부
① 교감신경 자극(자극, 촉진)
② 열 보존(문제 시 체온 조절 장애 발생)

5) 인체 내의 각 장기를 청소한다

인체 내의 장기들은 각각 분리되어 서로 협력하는 관계를 유지한다. 즉, 각자 맡은 임무에 충실하면서 몸을 돌보는 것이다. 일단 인체 내에 음식물이 들어오면 그 음식을 소화하는 데 협력한다. 이어 흡수하고 남은 노폐물을 각자 잘 정리해 스스로 처리하거나 다른 장기의 도움을 받아 처리한다. 이때 인체는 정해진 물을 활용한다. 만약 수분이 부족하면 혈액에 있는 물을 재활용하고 물을 아껴 써서 절약하기도 한다.

물은 장기의 목욕이나 청소에도 쓰인다. 장기가 깨끗하게 청결을 유지하는 것은 모두 물이 존재하기 때문이다. **수분이 부족하면 장기는 제대로 씻을 수 없어서 더러워지고 이때 장기에 더러운 지방이 생긴다. 더러운 지방은 장기의 기능을 억제하거나 마비시킨다.**

물은 인체 내의 장기를 청소하는 청결수이자 몸 안에 쌓인 더러운 찌꺼기를 씻어내는 목욕수이므로 충분히 마셔서 순환이 원활히 이뤄지게 해야 한다.

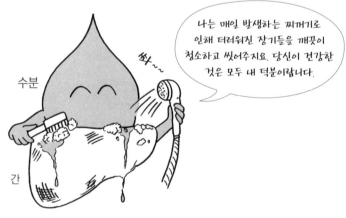

▲ 장기들은 각자 맡은 일을 처리하면서 영양을 흡수하고 노폐물을 배설한다. 이때 도움을 주는 것이 바로 물이다. 내부 장기들을 깨끗이 관리하기 위해서는 충분한 양의 물을 마셔야 한다.

6) 중독성 물질을 배출한다

환경오염으로 우리는 매일 불필요한 물질을 몸속으로 흡입하고 있다. 그중에는 대사를 거쳐 몸 밖으로 배출되는 것도 있지만 대개는 배출되지 않고 인체 내에 쌓인다. 대표적인 것이 중금속이다. 특히 인공합성물질들은 분해효소가 전혀 없기 때문에 그대로 쌓이고 만다. 이러한 물질들은 세포를 괴사시키고 유전자 변이에 영향을 주어 심각한 질병에 걸리게 만든다. 효소가 없으면 전혀 배출되지 않지만 단 하나 충분한 양의 물을 마실 경우 배출이 가능하다. 물은 효소 없이도 배출을 하는 탁월한 효능을 발휘한다.

세포 사이사이에 낀 중독성 물질은 물을 만나면 떨어져 나와 물과 함께 인체 밖으로 배출된다. **땀이나 오줌, 배변을 통해 배출**되는 것이다. 만약 물이 부족하면 독성물질들이 계속 세포를 괴롭힘으로써 몸에 질병을 만든다.

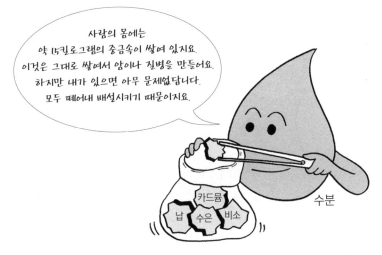

▲ 환경적 요인으로 인체 내에 쌓인 여러 중금속이나 유해물질은 해당 효소가 없어서 분해 및 배설되지 않는다. 이런 것들은 충분한 물을 섭취해서 배출해야 한다.

7) 피부 탄력을 유지해준다

피부는 수분을 안고 있는 장기다. 피부의 약 70퍼센트가 수분으로 이루어져 있고 나머지 27퍼센트 정도가 단백질과 지방이다. 피부의 가장 많은 부분을 차지하는 수분이 부족해지면 구성비가 불균형을 이뤄 피부는 촉촉함과 탄력을 잃고 노화가 촉진된다. 특히 표피에 있는 수분저지막층은 수분으로 피부의 탄력을 유지함과 동시에 피부 면역에 깊이 관여한다.

피부의 탄성도 수분 균형에 따라 달라지는데 수분이 부족하면 탄성이 떨어진다. 이것을 물의 표면장력(表面張力, Surface Tension)이라고 한다. 물은 H_2O라는 단순입자로 구성되어 있고 서로 당기는 힘이 강해서 뭉쳐 있다. 이것이 피부에서 작용해 탄성에 영향을 주고 진피에서는 단백질 결합을 용이하게 해 탄력을 유지해준다. **피부 탄력이란 결국 피부의 수분 함량을 의미한다.**

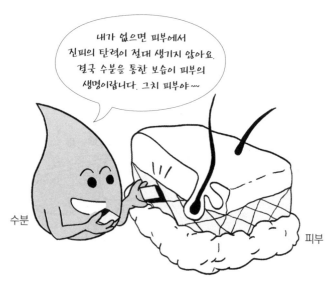

▲ 건강한 피부는 얼마만큼의 수분을 확보하고 있는가에 달려 있다.
수분이 많은 피부는 진피의 탄력이 매우 좋고 윤기가 흐른다.

8) 알레르기의 원인물질을 배출한다

끊임없이 대사 과정이 일어나는 인체 내에는 매일 노폐물이 발생한다. 이 노폐물을 밖으로 배출하지 못하면 인체 내에서 예민하게 반응해 알레르기 증상을 일으킨다. 알레르기를 일으키는 음식물을 섭취하면 더 많은 알레르기가 발생하는데, 그 대표적인 음식이 단백질 식품이다. 그중에서도 고단백 식품은 알레르기의 원산지나 마찬가지다. 이러한 식품에는 육류, 우유, 달걀 등의 식품이 있다.

수분의 흐름이 원활치 않을 경우 알레르기 전조 증상이 더욱 활발해진다. 다시 말해 수분 부족은 알레르기에 기름을 붓는 꼴이다. 인체 내에서 수분이 정체되면 독소가 더 많이 발생하기 때문이다. 알레르기는 대부분 단백질 연소 과정에서 수분 부족으로 발생하는 경우가 많다. 그러므로 나이가 어릴수록 물을 먹는 습관을 길러주고 성장하면서 수분을 충분히 섭취하게 해야 한다.

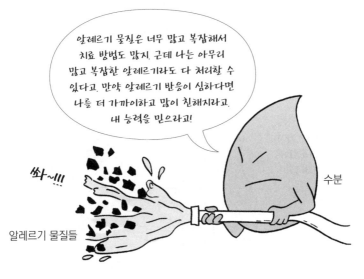

▲ 알레르기 물질은 수분 부족으로 발생하며 온몸을 떠돌아다니면서 면역 반응을 일으킨다. 몸이 건조할수록 알레르기 반응이 심하게 일어난다.

9) 알코올을 분해한다

같은 양의 술을 마셔도 어떤 사람은 취기가 일찍 찾아오고 또 어떤 사람은 별다른 변화가 없다. 이것은 술에 강한 것이 아니라 간에서 알코올을 분해하는 효소의 양에 차이가 있기 때문이다. 이 알코올 분해효소가 바로 아세트알데히드탈수소효소(Aldehyde Dehydrogenase)다. 이 효소는 위장과 소장에 흡수되어 간으로 운반된 알코올을 분해 및 배출하는 역할을 한다.

이 효소가 부족한데도 술을 많이 자주 마시면 분해 능력이 떨어져 결국 간에 지방이 쌓이고 이는 지방간으로 변질된다. 많은 사람이 술을 마신 뒤 숙취에 좋은 식품이나 드링크제를 섭취하는데 실제로 숙취에 가장 좋은 것은 물이다. 먼저 물을 마시고 술을 마시거나 물과 함께 술을 마시면 취기가 거의 없으며 회복 능력도 매우 빠르다.

술을 마시고 나면 심한 갈증을 느끼는데 이는 인체가 술을 분해하면서 몸 안의 수분을 많이 사용했기 때문이다. 이때 술로 인한 탈수 현상이 발생하므로 알코올을 섭취할 경우에는 반드시 물을 마셔서 몸을 보호해야 한다.

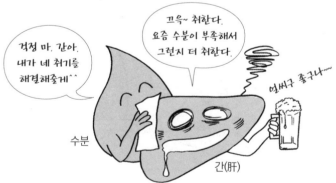

▲ 알코올이 몸에 들어왔을 때 이것을 분해하는 작업에 물이 관여한다. 결국 많은 알코올은 몸 안의 수분을 도둑질한다. 술을 마실 때는 1:1의 비율로 물을 마셔야 취하지 않는다.

10) 피로회복을 돕는다

인체의 여러 기능은 사용할수록 단련 및 숙련되는 반면 가만히 있으면 퇴화하거나 녹슬어버린다. 몸을 적절히 사용할 경우 신체 기능에 활력이 생기고 순조롭게 제 기능을 할 수 있다. 하지만 무리하게 활동하거나 부적절한 환경에 놓이면 몸에 필요 이상의 피로물질이 발생한다. 이는 적혈구들이 서로 달라붙어 엉켜 있음을 의미한다. 이때 **물을 충분히 마시면 끈적거리던 혈액이 풀어진다.** 실제로 이런 상황에서 물을 마시고 30분 이내에 혈액 상태를 살펴보면 모든 적혈구가 수분 덕분에 잘 움직이고 둥근 모양을 하고 있음을 확인할 수 있다.

마찬가지로 에너지 생성 및 사용 시에 만들어지는 **피로물질을 내보내고 피로를 풀기 위해서는 미리 물을 마시는 것이 좋다.** 물은 항상 갈증이 생겼을 때 마시는 게 아니라 사전에 마셔줌으로써 신체 기능이 정상으로 작동하도록 도와줘야 한다. 그러면 피로물질도 적게 발생하고 갈증을 느끼지 않으면서 살아갈 수 있다.

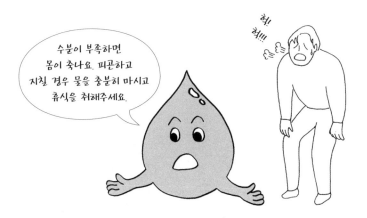

▲ 피곤하다는 것은 몸에 젖산 등이 발생했다는 것을 의미한다. 이때 물을 마시면 피로에서 빨리 회복된다. 피로회복에 가장 좋은 것은 물이다.

제5장

물과 장기(臟器)

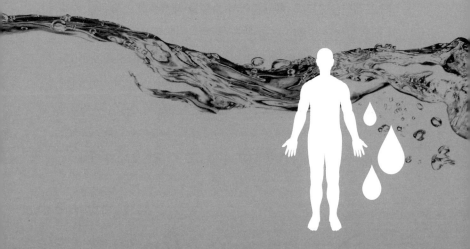

신체 조직 활성화를 위해서는 충분한 양의 물이 필요하다.

장기는 기계이며 기계가 작동할 때 쓰이는 물은

열 조절로 염증을 최소화하고 대사 과정에서 독소를 배출한다.

이처럼 물은 장기의 신진대사를 도와 우리에게 건강을 선물한다.

1 　시상하부

　시상하부는 대뇌와 중뇌 사이의 간뇌(間腦, Diencephalon, 사이뇌라고도 함)에 있으며 자율신경 활성화로 특정 대사 과정에 관여해 인체의 항상성을 책임진다. 앞 시상하부에서는 **항이뇨호르몬(ADH, AntiDiuretic Hormone)인 바소프레신(Vasopressin)을 분비해 수분 균형을 조절한다.** 시상하부에서 분비되는 이 호르몬은 뇌하수체 후엽에 저장된 다음 재분비되는 펩타이드(아미노산이 두 개 이상 연결된 형태) 호르몬이다.

　바소프레신은 신장의 세뇨관에서 수분을 재흡수하고 혈관을 수축시켜 수분 균형을 맞추는 역할을 한다. 그 결과 혈액 속의 포도당과 아미노산은 100퍼센트 재흡수되고 물과 무기염류, 요소도 50퍼센트 재흡수된다. 재흡수 과정은 필요에 따라 이뤄지는데 이때 ATP(Adenosine Triphosphate, 아데노신에 인산기가 세 개 달린 유기화합물로 모든 생물의 세포 내에 존재하며 에너지 대사에서 매우 중요한 역할을 한다)를 사용하며 물은 농도에 따른 삼투 현상으로 흡수된다.

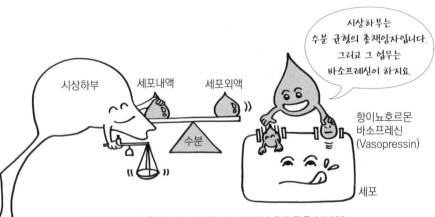

▲ 시상하부는 항이뇨호르몬인 바소프레신 호르몬을 분비해
　신장에서 수분을 재흡수함으로써 수분 균형을 유지하게 한다.

2 뇌하수체

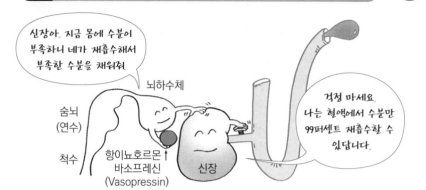

뇌하수체(腦下垂體, Pituitary Gland)는 시상하부 바로 밑에 있으며 혈관을 통해 시상하부로부터 전달받은 다양한 호르몬을 분비하는 역할을 한다. 만약 뇌하수체후엽(腦下垂體後葉, Posterior Pituitary)의 장애로 항이뇨호르몬인 바소프레신 분비가 제대로 이뤄지지 않으면 요붕증(尿崩症, Diabetes Insipidus)에 걸려 수분 균형에 문제가 발생한다.

요붕증은 신장에서 수분을 재흡수하지 못해 필요 이상으로 오줌을 배설하는 질병이다. 이것은 항이뇨호르몬의 작용을 감지하지 못할 때 생길 수 있다. 이 경우 몸 안의 수분은 감소하고 세포는 탈수 현상을 일으킨다. 이때 혈압이 올라가고 혈액의 농도가 짙어져 몸이 산성으로 기운다. 항이뇨호르몬의 분비 장애는 뇌의 병변(病變, 질병으로 인한 생체 변화)으로 발생하는데 이는 뇌의 균형이 깨졌기 때문이다.

뇌는 압력을 가장 많이 받는 곳이다. 뇌의 압력과 동시에 발생하는 염증은 뇌의 수분 부족에서 비롯된다. 즉, 몸 안의 수분 부족은 수분 균형을 위한 호르몬 분비 장애로 이어지고 결국 신장 기능 저하로 인체 수분 균형에 위험을 초래한다.

심장은 '생명의 엔진'으로 불린다. 자동차가 엔진으로 움직이
듯 사람도 심장의 펌프질로 움직인다. 심장은 보통 하루에 분당
60~70회 수축하고 하루 평균 10만 번의 펌프질을 한다. 이것을
70세 기준으로 보면 평생 26억 번을 쉬지 않고 일하는 셈이다. 그
래서 흔히 심장을 가장 충실하고 우직한 장기로 인정한다.

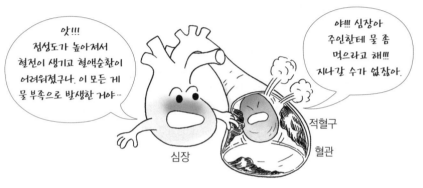

▲ 건강과 장수의 비결은 깨끗한 혈관을 유지해 탄성을 높이는 데 있다.
이를 위해서는 충분한 양의 물을 마셔야 한다.

심장이 한 번 수축할 때 대략 80밀리리터의 혈액을 대동맥으로
내보내고 분당 약 5리터의 피가 심장을 거쳐 몸을 돈 뒤 40~50초
만에 다시 심장으로 되돌아온다. 이 모든 과정이 원활히 이뤄지
려면 반드시 혈액의 점성도가 정상이어야 한다. 혈액이 깨끗하면
심장에 무리가 없지만 혈액의 점성도가 높아져 끈적거리면 심장
은 보다 많은 펌프질을 하느라 고생해야 한다. 심장이 혹사를 당
하면 제 역할을 제대로 수행하지 못하며 심할 경우에는 아예 멈
추고 만다. 건강한 심장을 위해서는 혈액의 점성도가 정상적이어
야 하며 이는 물을 충분히 마셔야만 가능하다.

4 혈액

사람의 생명은 혈액에 달려 있다. 즉, 혈액이 어떤 상태에 있는 가에 따라 건강의 정도가 결정된다. 사람의 혈액은 체중의 약 8퍼 센트로 성인의 몸에는 보통 4~6리터의 혈액이 있다. 만약 출혈이 일어나 이 중 30퍼센트를 유실하면 사망하고 만다.

혈액은 혈장과 혈구로 나뉜다. 혈장은 전체 혈액의 55퍼센트를 차지하며 그중 90퍼센트가 수분과 영양소로 구성되어 있다. 나머 지 45퍼센트는 혈구로 이것은 혈액 세포 구성 성분인 적혈구, 백 혈구, 혈소판으로 이뤄져 있다.

맑은 혈액이란 혈장을 뜻하며 여기에는 피브리노겐(Fibrinogen)이 라는 섬유원소 단백질이 녹아 있어 물보다 점성도가 다섯 배 정도 높다. 피브리노겐이란 혈액을 응고시키는 역할을 하는 효소를 말 한다. 상처가 나면 피브리노겐이 증가해 혈액을 응고시킴으로써 출혈을 막는다. 그런데 만약 **수분 부족과** 함께 몸 안에 염증이 발생할 경우에는 피브리노겐이 증가해 혈관에 혈전이 생긴다. 이때 순환계 질 환의 원인인 **혈전증**(血栓症, Thrombosis)이 발생한다.

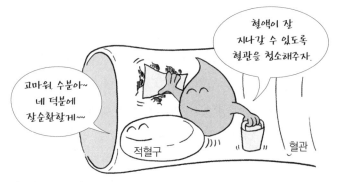

▲ 혈액의 90퍼센트는 수분으로 이루어져 있다. 혈액에 수분이 부족하면 혈액 순환이 어려워지며 이때 산소 운반에 문제가 생겨 인체 내에 산소 결핍이 발생 한다. 그러면 몸에 활성산소가 많이 늘어난다.

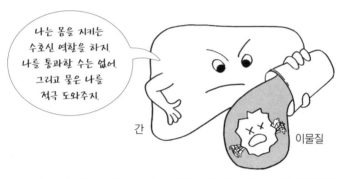

나는 몸을 지키는 수호신 역할을 하지. 나를 통과할 수는 없어. 그리고 물은 나를 적극 도와주지.

간

이물질

▲ 간은 몸의 해독, 분해, 저장을 비롯해 1,000여 가지의 일을 담당한다. 특히 혈액의 30퍼센트가 간을 통과하면서 정화된다. 이때 간은 물을 이용해 이 모든 업무를 착실히 수행한다.

간은 37.2℃의 장기열(臟器熱)을 발산한다. 이 정도 열을 유지해야 간이 몸에 들어온 대사물질을 전체적으로 관리하고 기능을 수행하는 효소를 분비한다. 이를 위해서는 반드시 수분 균형이 이뤄져야 한다. 만약 **수분 균형이 맞지 않으면 몸은 독소로 가득 차며 여러 질병에 노출된다.**

질병은 대부분 간과 관계되어 있다. 인체에서 질병으로 인한 생명의 최후 단계는 복수(腹水, Ascites)다. 복수는 간에서 효소 분비가 이뤄지지 않아 해독작용이 멈추는 바람에 독과 함께 복강(腹腔, Abdominal Cavity)에 물이 고이는 현상을 말한다. 간 기능이 멈추면 몸은 독소로 가득 차고 만다. 이 경우 인체는 혈액 속에 있는 물을 혈관 밖으로 빠져 나오게 해서 독을 희석시키려 한다. 이때 만들어진 것이 복수다. 사실 이것은 몸을 보호하려는 최후 수단이다. 결국 간의 정상적인 기능이 중요한데 이를 위해서는 수분 균형을 이뤄야 한다.

6 소화기

소화기는 입에서 시작해 항문에 이르는 모든 장기를 말한다. 많은 사람이 '소화기' 하면 위만 생각하는 경향이 있는데 위는 음식을 섭취했을 때 첫 번째로 도달하는 장기일 뿐이다.

음식의 영양은 입에서부터 시작된다. 입에서는 아밀라제 효소의 작용으로 탄수화물의 소화가 이뤄지고, 위에서는 프로테아제 효소가 단백질을 분해 및 소화시킨다. 그리고 십이지장에서는 리파아제 효소가 지방의 소화를 맡는다. 이 3대 효소를 일컬어 '가수분해 효소'라고 한다. 이는 분해와 흡수에 반드시 물이 작용해 효소 반응을 돕는다는 뜻이다.

몸 안에 수분이 부족하거나 균형을 이루지 못하면 가수분해 작용과 반응은 어려울 수밖에 없다. 소화기질환의 대표적인 원인은 소화 효소 부족에 있지만 그 핵심은 수분 부족이다.

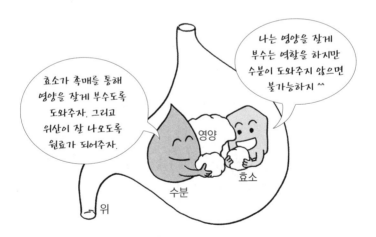

▲소화기관 중 위장이 건강해야 온몸이 건강해진다. 위는 단백질뿐 아니라 영양을 분쇄하는 작업을 하는데 여기에는 물이 필요하다. 또한 물을 마시면 위의 기능이 좋아진다.

7 폐

폐는 호흡을 하는 기관으로 공기 중의 산소를 들이마시고, 몸 안에서 만들어진 독소인 이산화탄소를 밖으로 배출한다. 호흡을 통해 하루에 배출되는 수분의 양은 약 세 컵에 해당하는 600밀리리터다. 운동 및 산행을 하거나 말을 많이 하면 호흡기를 통해 더 많은 수분 손실이 발생하는데 이때는 물을 더 많이 마셔야 한다.

특히 폐는 많은 에너지를 소모시키는 장기이므로 수분 균형이 필수적이다. 폐에 수분이 부족하면 쉽게 감염이 일어나며 이로 인해 폐렴, 기관지염 같은 호흡기질환이 발생한다. 폐는 항상 촉촉함을 유지해야 한다. 그 이유는 우리가 기침을 할 때 폐가 분비물을 수분으로 감싸 함께 밖으로 내보내는 역할을 하기 때문이다.

실제로 우리가 섭취하는 영양은 폐로 들어온 산소와 만나 제대로 연소되어야 그 가치를 발휘한다. 따라서 폐가 충분한 산소를 들이마시도록 수분 균형으로 폐의 건강에 도움을 주어야 한다.

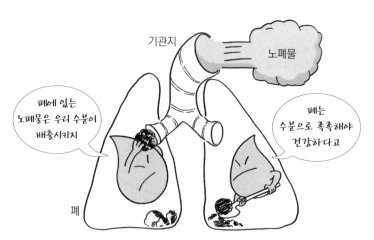

▲ 폐는 점막으로 둘러싸여 있는데 이 점막은 항상 수분을 원활히 공급받아 촉촉함을 유지해야 한다. 그러면 면역력도 강해진다.

8 피부

피부의 기능 중에서 가장 중요한 것은 외부 환경으로부터 몸을 보호하는 기능이다. 수분대사란 세포내·외액을 통해 몸 안의 장기가 제 기능을 하는 것을 의미한다. 그러나 원칙적으로 따지자면 몸 안의 수분이 대사 과정을 거치면서 땀이나 피부 호흡으로 배출되는 것을 말한다. 결국 건강한 수분대사라는 말에는 건강한 피부의 수분 배출이라는 의미가 담겨 있다.

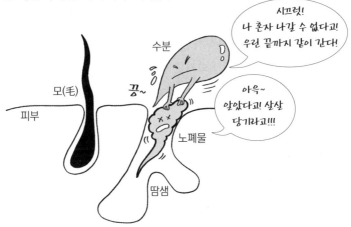

피부는 인체 내에서 가장 넓은 면적을 차지하고 있으며 몸무게의 16퍼센트에 해당한다. 이러한 피부는 매분마다 3~4만 개의 피부조직을 갈아치우는데 이 작업은 수분이 적절할 때 가능하다. 지성, 중성, 건성의 피부 유형은 수분의 함량에 따라 결정된다. 만약 수분이 부족하면 세포 재생이 늦어지고 피부 면역이 약해지면서 감염이 쉬워져 2,000여 가지의 질병에 노출된다. 이 경우 **피부를 통해 더 많은 수분을 상실하고 외부 환경으로부터 몸을 보호하는 장벽(障壁, Barrier)이 무너진다.** 피부 건강은 몸 안의 건강과 함께하므로 **피부 건강을 위해서는 인체를 충분한 물로 채워주어야 한다.**

인체 내의 뼈는 신생아 때는 300여 개지만 성인이 되면 뼈가 융합돼 대략 206개를 유지한다. 이러한 뼈는 세포와 면역 그리고 혈액을 만들어낸다. 이 작업에는 90여 가지 이상의 영양이 필요하고 영양의 이동 및 흡착에는 반드시 수분이 필요하다. **뼈의 수분 함유량은 34~40퍼센트인데 만약 수분이 부족해지면 뼈는 이런 일들을 제대로 수행하지 못한다.** 이 경우 세포 생성이나 건강한 혈액, 좋은 면역을 만들지 못해 질병에 쉽게 노출된다.

뼈에 수분이 부족하면 칼슘이 쉽게 빠져 나감으로써 골밀도가 약해져 골다공증이 진행되기도 한다. 더불어 칼슘 흡착이 어려워져 구루병(佝僂病, Rickets)처럼 뼈가 휘어지는 질병에 걸리고 만다.

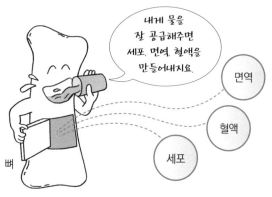

▲ 뼈의 골수 기능을 위해서는 반드시 수분이 있어야 한다. 수분은 뼈의 칼슘 흡착과 대사에 큰 도움을 주며 골수에서는 면역과 혈액, 세포를 만들어낸다.

뼈가 일정한 탄성을 유지하지 못할 경우 이 모든 질환이 발생한다. 뼈는 건강의 척도이며 뼈의 건강은 젊음과 일맥상통한다. 이러한 뼈의 건강을 위해서는 충분한 양의 물을 마셔서 수분의 흐름을 유지하는 동시에 적절한 운동을 해야 한다.

10 근육

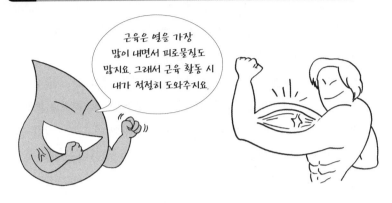

근육은 열을 가장
많이 내면서 피로물질도
많지요. 그래서 근육 활동 시
내가 적정히 도와주지요.

▲ 근육은 몇 겹의 근육질로 겹겹이 엮여 있으며 자신의 세 배 이상에 이르는 힘을 지탱해준다. 수분은 근육이 힘을 내도록 도와주고 근육이 기능할 때도 쓰인다.

인체의 근육은 약 40퍼센트의 체중과 70퍼센트 이상의 수분으로 구성되어 있다. 사람의 직립보행에는 폭넓은 의미가 담겨 있다. 근육이 없으면 뼈를 지탱할 수 없고 근육이 약해지면 근무기력증이라 불리는 근위축증(筋萎縮症, Muscular Atrophy)에 걸린다.

근육의 핵심은 수분이다. 수분이 부족하면 근력이 떨어지며 이로 인해 지구력이 감소한다. 특히 근육은 운동이나 활동 시 탄수화물과 지방을 연소시켜 에너지를 생성하는데 이때 산소와 수분 공급이 필요하다. 특히 수분이 부족해지면 연소 시 근육의 피로로 젖산(Lactic Acid)이 발생한다. 이는 피로물질로 암의 원인이 되기도 한다. 근육이 제 기능을 하고 피곤하지 않게 하려면 물을 많이 보충해줘야 한다. 특히 운동을 할 때는 보다 많은 물을 마심으로써 근육의 탈수를 방지해야 한다.

기관지에 붙어 있는 갑상선은 인체 내에서 체온 조절과 신진대사에 관여하고 부갑상선은 칼슘대사에 관여한다.

우리가 음식물을 섭취하면 인체는 그것을 에너지로 전환해 세포에 전달한다. 먼저 **음식의 영양은 효소 반응인 가수분해를 통해 분해 및 이동해 세포에 도달한다.** 그러면 세포 내의 미토콘드리아에서 생리활성물질로 만들어져 인체에 쓰인다. 특히 단백질 제조와 합성에는 DNA와 RNA가 긴밀한 정보를 주고받으며 협조하는데 이때 필요한 원료가 요오드(I)다. 이 요오드는 갑상선에서 분비된다.

이런 과정을 통해 만들어진 단백질은 인체 내에서 호르몬과 효소 등 수많은 원료로 쓰이며 대사는 물론 근육 형성과 체온을 유지하는 일에 작용한다. 이 **중요한 대사 과정과 체온 유지에는 수분이 꼭 필요하다.**

수분이 부족하면 인체는 대사 과정 중에 지나친 열이 발생해 체온이 급상승하는 등의 문제가 발생한다. 이 경우 인체에 활성산소가 증가하면서 대사가 어려워져 **대사증후군**(代謝症候群, Metabolic Syndrome)에 노출된다.

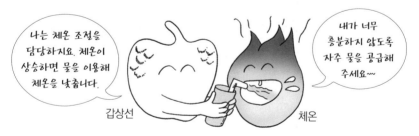

나는 체온 조절을 담당하지요. 체온이 상승하면 물을 이용해 체온을 낮춥니다.

내가 너무 흥분하지 않도록 자주 물을 공급해 주세요~~

갑상선   체온

▲ 갑상선은 신진대사의 지휘자로 대사 과정에 필요한 수분을 공급하며 너무 과열되면 수분으로 억제하는 일을 한다. 너무 과열되면 갑상선기능항진이 되고 너무 억제되면 갑상선기능저하증이 된다.

12 면역

   면역은 인체 방어 시스템으로 그 시발점은 뼈의 골수다. 즉, 면역은 뼈의 골수에서 백혈구란 이름으로 태어난다. 백혈구는 혈액 세포라고 부르기도 하며 과립구와 림프구로 나뉜다. 과립구는 몸 안에서 이물질이나 곰팡이, 균, 독성으로 비롯된 찌꺼기들을 청소하는 작업을 한다. 림프구는 이보다 더 세밀하고 중대한 암세포나 바이러스 등에 작용하는 임무를 맡는다. 특히 림프구는 가슴샘이라고 하는 흉선(胸腺, Thymus)에서 교육받고 자라나 인체 내에서 면역에 깊이 관여한다.

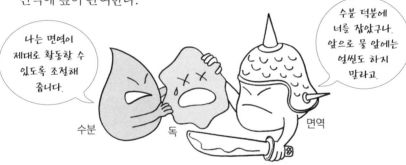

▲ 수분이 부족해지면 면역이 예민하게 반응해 자가면역질환으로 기울어진다. 몸의 수분 균형이라는 말에는 면역 균형이라는 의미도 담겨 있다.

   림프는 수분과 관계가 있는 조직액(組織液, Tissue Liquid)과 밀접한 연관이 있다. 충분한 수분으로 순환이 잘 이뤄지면 림프의 순환도 순조롭게 진행된다. 이 경우 면역 반응에 강하게 대응함으로써 인체 방어 시스템이 완벽하게 돌아간다. 반면 **수분이 부족하면 면역 반응이 떨어지고 이것이 만성화하면 자가면역질환이 발생한다.** 자가면역질환은 수분 결핍으로 방어 시스템이 자율신경을 예민하게 만들어 발생한 질병이다. 결국 **면역을 잘 길들이는 최고의 수단은 '물'**이라는 사실을 기억해야 한다.

13 장

 대장은 전체 소화기관에서 마지막 부위에 해당하며 가장 끝자락에는 직장이 있다. 이러한 대장은 소화의 부산물이 모이는 장소로 이곳에서 수분의 재흡수가 이뤄진다.

 입을 통해 체내로 들어온 음식물은 무려 10미터 이상의 긴 관을 통과하면서 체온 37℃와 만나 빨리 부패하고 산화된다. 이것은 대장의 유해균들이 청소 및 분해해 밖으로 배출함으로써 몸을 지킨다. 이때 장의 미생물들이 제 기능을 하려면 수분이 있어야 한다.

 수분이 부족해지면 미생물의 균형이 무너지면서 변비가 생기고 유해균 증가로 몸이 독으로 가득 차고 만다. 이러한 독은 질병과 직접적인 연관이 있다. 장 건강을 위해 장 운동과 충분한 양의 수분을 섭취하는 것보다 더 중요한 것은 없다.

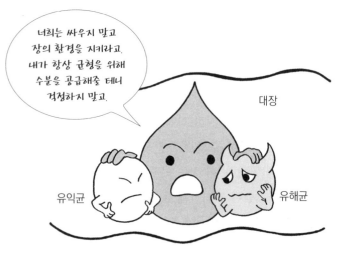

너희는 싸우지 말고 장의 환경을 지키라고. 내가 항상 균형을 위해 수분을 공급해줄 테니 걱정하지 말고.

대장

유익균

유해균

▲ 장 건강은 수분이 좌우한다. 수분이 부족해지면 부패균이 왕성해져 몸에 독소가 많이 발생한다. 변비는 단순히 변의 딱딱함을 넘어 몸에 독을 품고 사는 것과 같다.

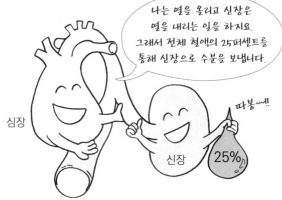

14 신장

신장은 우리 몸의 좌우에 각각 하나씩 있다. 신장이 두 개인 이유는 그만큼 인체 내의 수분대사에서 많은 일을 담당하고 있기 때문이다.

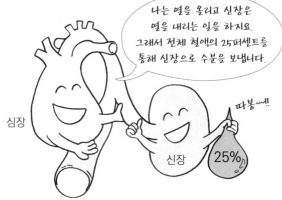

> 나는 열을 올리고 신장은 열을 내리는 일을 하지요. 그래서 전체 혈액의 25퍼센트를 통해 신장으로 수분을 보냅니다.

심장

신장

25%

파봉~~!

▲ 환경적 요인으로 인체 내에 쌓여 있는 여러 중금속이나 유해물질은 해당 효소가 없어 분해 및 배출하지 못한다. 이런 것은 오로지 물을 충분히 섭취해야만 배출할 수 있다.

최근 신장 질병으로 고통을 호소하는 이들이 많이 증가하고 있는데, 그 원인은 전적으로 평소에 수분을 충분히 섭취하지 않는 것과 소금기 많은 음식을 섭취하는 데 있다. 신장은 전체 혈류량의 25퍼센트를 받는다. 물론 전체 혈액이 신장을 통과할 때 혈관에 있는 수분을 재흡수하지만 집중적으로 25퍼센트의 혈액 속 영양을 공급받아야 제 기능을 수행할 수 있다.

만약 수분이 부족하면 혈액의 혈장 부피가 줄어들고 농도가 짙어지면서 신장이 2~3배 이상의 노동에 시달리고 만다. 이 경우 신장이 병이 들면서 고혈압이 생기기도 한다. 수분대사를 통해 인체 내 독소를 많이 배출해 건강한 신체를 유지하고자 한다면 신장의 수고에 보답하기 위해서라도 물을 충분히 마셔야 한다.

제6장

물과 질병

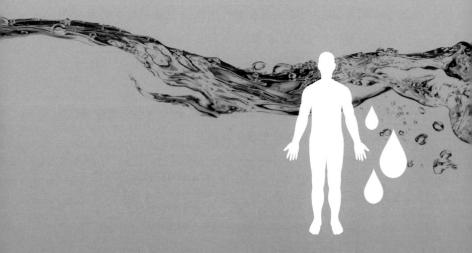

현재 어떤 질환을 앓고 있다면 그것은 몸 안에서 물이 썩고 있다는 징표다.

질병 치료를 원한다면 가장 먼저 몸 안의 물이 잘 흐르게 해야 한다.

그러면 빠른 쾌유(快癒)가 가능해진다.

암에는 270여 종류가 있으며 대표적인 이론은 몸의 산화로 암이 발생한다는 것이다. 산화는 세포를 녹슬게 만들고 유전자 변이를 일으키는데 이것이 암의 원인이다. 그런데 산화가 일어나는 원인 중 하나가 바로 수분대사 결핍이다.

세포는 신진대사를 통해 세포 내 유해물질을 밖으로 내보내고 외부에서 세포에 필요한 물질을 유입하는데 이는 삼투압으로 진행된다. 그리고 이 삼투압은 전적으로 수분의 양과 균형을 통해 조절이 이뤄진다. 이때 유해물질이 밖으로 배출되지 못하고 쌓여 있으면 활성산소(活性酸素, Oxygen Free Radical)가 많이 만들어지면서 몸이 산화된다. 산화된 몸은 이내 독(毒, Toxin)이 되고 암 같은 질병을 만들어낸다.

인체 내의 산화를 줄이거나 억제하는 최소한의 방법은 물을 충분히 마셔서 세포 내 수분 균형을 맞추는 일이다.

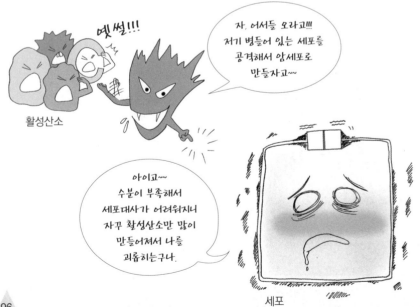

옛썰!!!

자, 어서들 오라고!!!
저기 병들어 있는 세포를
공격해서 암세포로
만들자고~~

활성산소

아이고~~
수분이 부족해서
세포대사가 어려워지니
자꾸 활성산소만 많이
만들어져서 나를
괴롭히는구나.

세포

2 비염, 축농증

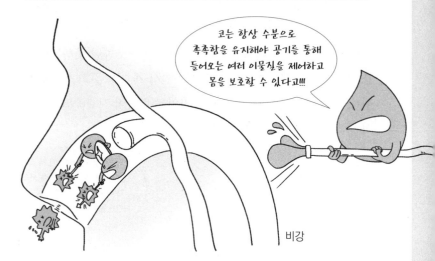

코는 항상 수분으로 촉촉함을 유지해야 공기를 통해 들어오는 여러 이물질을 제어하고 몸을 보호할 수 있다고!!!

비강

비염, 축농증은 자가면역질환에 속하며 수분대사가 잘 이뤄지지 않아 몸이 차갑고 습(濕)해서 생기는 질병이다. 몸이 습하다는 것은 몸속의 수분이 원활하게 흐르지 않고 정체되어 몸이 축축하거나 젖는 것을 말한다. 몸에 습기가 많으면 대사의 불연소가 이뤄진다. 이 경우 활성산소가 더 많이 배출되고 몸의 면역력이 떨어진다.

기능이 떨어진 면역은 호흡기를 통해 들어오는 바이러스나 균, 이물질을 제대로 처리할 수 없다. 특히 비강(鼻腔)으로 유입되는 병원균과 바이러스에 제대로 대처하지 못해 감염되면 이것이 축농증과 비염으로 발전한다. 이때는 운동을 하거나 물기 적은 음식 섭취, 심신 안정 등을 통해 스트레스를 최소화해야 한다. 더불어 비강과 소뇌(小腦) 쪽을 따뜻하게 해주는 것이 좋다. 이는 경추 신경과 혈관을 따뜻하게 자극해 비강을 열어줌으로써 혈류가 원활히 소통하도록 하기 위해서다.

간은 매일 심장에서 뿜어져 나오는 혈액 30만 톤 중 30퍼센트에 해당하는 9만 톤을 해결한다. 만약 혈액이 깨끗하지 못하거나 수분 부족으로 탁해지면 간이 힘들어지면서 제 기능을 하지 못한다. 이때 간이 과열 상태에 이르면서 지치고 병들어 지질(脂質, Lipid)이 생기고 몸에 질환이 발생한다.

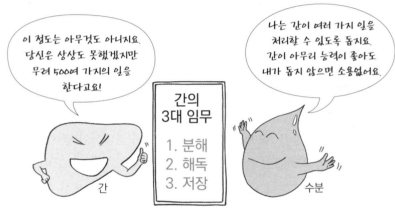

이 정도는 아무것도 아니지요. 당신은 상상도 못했겠지만 무려 500여 가지의 일을 한다고요!

나는 간이 여러 가지 일을 처리할 수 있도록 돕지요. 간이 아무리 능력이 좋아도 내가 돕지 않으면 소용없어요.

간의
3대 임무

1. 분해
2. 해독
3. 저장

간

수분

'지치지 않는 장기'로 불리는 간은 500여 가지의 일을 하고 1,000여 가지의 효소를 분비해 몸을 지키는 동시에 대사에서 가장 중심적인 역할을 한다. 그러나 수분이 부족해지면 간은 몸을 지키기는커녕 지쳐서 자멸한다. 특히 간의 3대 기능인 분해, 해독, 저장을 하지 못해 몸에 부종이 생기고 감염이 일어나며 심지어 암이 발생한다.

간 기능을 회복하려면 충분히 휴식을 취하고 하루에 필요한 물을 섭취해 대사가 원활해지도록 도와주어야 한다. 간이 가장 좋아하는 것은 **충분한 양의 따뜻한 물**이다. 물을 충분히 마셔주면 간 기능이 살아나고 간은 또다시 우리 몸을 지켜준다.

4 소화기질환

소화기는 물의 지배를 받는 장기다. 수분은 소화기 기능을 도울 수도 있고 질병으로 몸을 망치게 할 수도 있다. 우선 물의 성분인 H_2O에서 H는 단백질을 분해하는 위산(HCL) 원료인 염산을 만들어 몸 안의 단백질 구성 원료를 공급해준다. 반면 수분을 음식과 함께 많이 섭취하면 오히려 단백질을 분해하지 못해 몸 안에 독소(질소산화물)를 만들어낸다. 한마디로 수분은 양날의 칼이다.

또한 수분 부족은 대장에서 변비를 만들어 장내세균이 늘어나게 함으로써 몸 안에 독소가 가득 차게 한다. 이처럼 수분은 몸에 약이 되기도 하고 독이 되기도 하므로 수분 균형을 이루는 것이 가장 바람직하다. 식사는 유동식(물기가 많은 음식)보다 입 안에서 오랫동안 꼭꼭 씹을 수 있는 것이 좋다. 그리고 식사 후에는 가급적 국물이나 물을 마시지 않아야 한다.

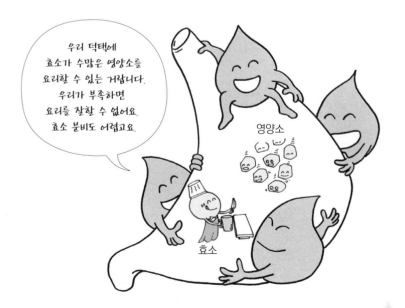

우리 덕택에 효소가 수많은 영양소를 요리할 수 있는 거랍니다. 우리가 부족하면 요리를 잘할 수 없어요. 효소 분비도 어렵고요.

영양소

효소

5 갑상선질환

갑상선은 인체의 항상성 유지에서 가장 중요한 역할을 하는 장기다. 그중에서도 특히 갑상선은 신진대사와 체온 유지에 직접 관여한다. 이 중요한 기능을 수행할 때 절대적으로 필요한 것이 바로 수분이다.

신진대사는 반드시 수분대사를 통해 진행되는데 만약 수분이 부족하면 신진대사가 잘 이뤄지지 않아 갑상선이 스트레스를 받는다. 이때 발생하는 질병이 갑상선기능저하증(甲狀腺機能低下症, Hypothyroidism)이다.

또한 갑상선은 수분을 통해 체온을 조절한다. 만약 더우면 피부의 모공을 확장시켜 열(熱)로 수분을 배출하고 추우면 모공을 닫게 함으로써 체온을 유지한다. 장기(臟器)의 대사 과정에서 발생하는 염증 완화 역시 수분으로 조절한다.

수분이 부족할 경우 갑상선은 제 기능을 하지 못해 엄청난 스트레스를 받고 그러면 여러 가지 질병에 노출된다. 최근 갑상선 질환자들이 늘어나는 원인 중 하나는 수분 부족과 함께 깨끗한 물을 섭취하지 못하기 때문이다.

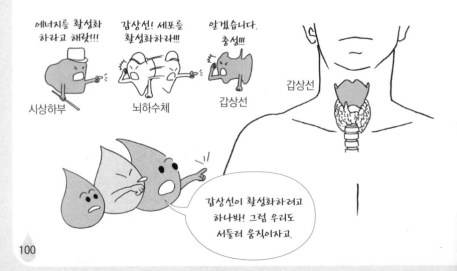

6 당뇨병

우리가 섭취한 탄수화물의 최종 분해물질인 포도당은 췌장에서 분비되는 인슐린(Insulin)을 운반해 단백질 합성을 촉진한다. 당뇨병은 대부분 췌장의 베타 세포에서 분비되는 인슐린 부족과 세포에 대한 인슐린 작용 비활성화 문제로 발생하는 대사질환이다.

혈액을 통해 인슐린을 운반하는 포도당이 세포로 유입되지 못하면 이것이 혈관에 남아돌면서 혈관의 점성도가 높아져 혈액이 탁해진다. 이때 혈압이 생기고 세포는 에너지원인 포도당을 원활히 공급받지 못해 굶어죽는다.

당뇨병은 혈액을 끈적이게 하고 몸을 산성으로 만들며 특히 수분대사에 악영향을 끼친다. 그래서 당뇨는 그 자체보다 합병증으로 고생한다. 당뇨병이 호전되기를 원한다면 먼저 육식 위주의 식단을 피하고 혈액을 맑게 하기 위해 물을 충분히 마셔야 한다. 따뜻한 물을 섭취하고 혈행(血行)을 돕는 식품 섭취를 병행하는 것도 바람직하다.

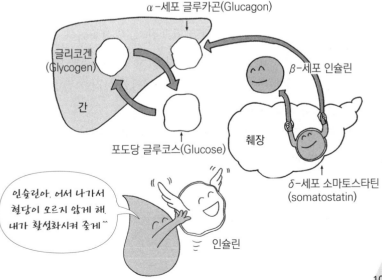

101

7 심장질환

심장은 전신에 혈액을 보내는 일을 담당한다. 생명이 '있다' 혹은 '없다'라는 말은 심장이 살아 있느냐 아니냐를 의미한다. 심장이 계속 뛰면 생명은 결코 꺼지지 않는다. 이러한 심장이 제 기능을 다하게 하려면 심장의 일을 덜어줘야 한다. 심장의 일을 덜어주기 위해서는 혈액의 흐름이 원활하도록 해야 하며, 이를 돕는 것이 혈액의 점성도를 낮춰주는 충분한 수분 공급이다.

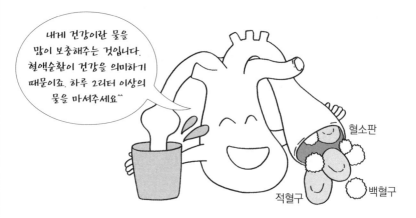

내게 건강이란 물을 많이 보충해주는 것입니다. 혈액순환이 건강을 의미하기 때문이죠. 하루 2리터 이상의 물을 마셔주세요~

혈소판

적혈구   백혈구

심장질환은 여러 가지 형태로 발생한다. 협심증이나 관상동맥증, 심부전, 심근경색 등의 질환은 대부분 혈액이 더러워졌거나 혈관의 탄성이 떨어진 탓에 발생한다. 그리고 이러한 질병은 근본적으로 수분 부족 때문에 발생한다.

수분이 부족하면 당연히 혈액이 걸쭉해지고 이는 혈류를 방해하는 요인으로 작용한다. 수분 균형은 이 모든 문제를 해결해주는 열쇠다. 그러므로 심장을 위해서라도 하루에 필요한 양의 물을 충분히 공급해줘야 한다.

8 고혈압과 저혈압

    심장에서 정상적으로 혈액을 내보내고 있는데 혈관에 이상이 생겨 막혀버리면 이는 고혈압(90~140㎜Hg)이 된다. 반대로 혈관이 정상적으로 작용하는데 심장에서 혈액을 제대로 내보내지 못하는 증상이 바로 저혈압(60~100㎜Hg)이다. 혈압이란 혈류(血流)에 생기는 압(壓)을 말한다. 이 압이 정상보다 크면 고혈압이 되고 약하면 저혈압이 되는데 이는 모두 혈액의 상태에 따라 달라진다.

    혈액이 잘 흐르려면 일단 혈액이 정상적인 상태, 즉 90퍼센트 이상의 물로 채워져야 한다. 그렇지 않으면 혈액이 탁해지고 끈적거려 잘 흐르지 않는다. 이 경우 심장에 무리가 따르기 때문에 심근력(心筋力, Heart Muscle)이 떨어진다. 심근력이 떨어지면 혈액을 전신에 보내지 못하는 문제가 발생하고 심장 자체의 기능마저 떨어져 무기력증에 빠지고 만다.

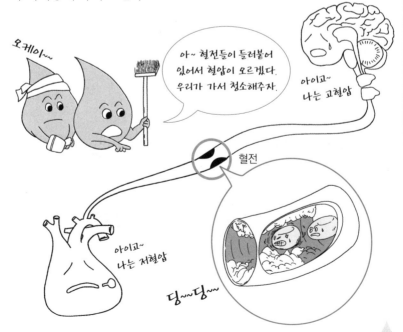

9 관절염

류머티즘관절염은 자가면역질환으로 여성이 남성보다 세 배 가량 많이 발생하며 통증과 염증으로 고통을 준다. 이 질병 역시 인체 내 수분대사 장애로 발생한다.

수분이 정체되면 몸 안의 병원균이나 이물질이 한곳으로 모인다. 그렇게 모이는 곳은 주로 연골이고 이때 발생하는 것이 바로 류머티즘관절염이다. 수분의 60~80퍼센트를 보유한 연골은 뼈와 뼈 사이에서 완충 역할을 함으로써 뼈의 움직임이 수월하도록 돕는다.

연골의 주된 구성 성분인 단백다당(蛋白多糖, Proteoglycan)은 섬유성 단백질인 교원질로 이루어져 있는데, 이것은 수분을 흡수 및 보관한다. 수분이 부족해지면 교원질의 결합 조직이 약해지고 몸을 받치거나 버티는 힘을 잃어 퇴행성관절염이 시작된다. 몸을 지탱하는 것은 골격이지만 이 골격의 균형을 맞추는 것은 연골인데, 연골 건강은 우리가 마시는 물에 좌우된다.

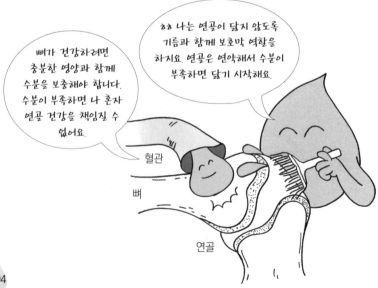

뼈가 건강하려면 충분한 영양과 함께 수분을 보충해야 합니다. 수분이 부족하면 나 혼자 연골 건강을 책임질 수 없어요.

ㅎㅎ 나는 연골이 닳지 않도록 기름과 함께 보호막 역할을 하지요. 연골은 연약해서 수분이 부족하면 닳기 시작해요.

혈관

뼈

연골

10 골다공증

골다공증(骨多孔症, Osteoporosis)은 **뼈의 밀도가 약해져 제 기능을 하지 못하는 상태**를 말한다. 이 경우 관절과 연결된 손목이나 발목 부위가 약해져 무거운 물체를 들지 못하고 잘 삐끗하는 게 다반사다. 문제는 넘어졌을 때 대퇴골이 부러져 장기간 입원해야 하거나 늑골이 부러져 장기에 손상을 줄 위험이 있다는 점이다. 다시 말해 골다공증은 합병증이 더 무서운 질환이다. 특히 골다공증은 갱년기 이후의 여성들에게 흔한 증상으로 여성호르몬 분비가 중지되면서 나타나기 시작한다.

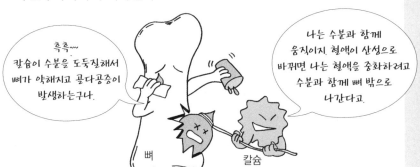

자외선에 노출되기를 꺼려하는 여성에게는 골다공증이 더 심하게 발병한다. 햇빛이 비타민 D를 만들고 이 비타민 D가 골밀도를 튼튼히 하는 작용을 하기 때문이다. 골밀도의 핵심에는 수분이 자리 잡고 있다. **수분은 뼈 건강에 직접적인 영향을 주는데 특히 수분은 칼슘 흡착으로 골밀도를 책임진다.**

나이를 먹으면 자연스럽게 체내 수분이 감소한다. 따라서 **평소에 물을 즐겨 섭취하지 않을 경우 나이가 든 후 뼈의 골연화나 골다공증 질환을 앞당길 수 있다.** 몸이 가뭄에 시달리면 결국 뼈 건강이 위협을 받는다.

인체 내에서 가장 넓은 면적을 차지하는 피부는 외부 환경으로부터 내부의 장기를 보호하는 기능을 한다. 그리고 살아가면서 가장 많은 관심과 사랑을 독차지하는 부분이기도 하다. 피부는 외부의 바이러스나 박테리아, 유해물질, 환경에 대처하는 역할을 하는데 이것은 표피·진피·피하지방의 세 가지 방어체계로 이뤄진다.

표피에는 피부보호막이자 각질층의 수분 보유에서 중요한 역할을 하는 천연보습인자(NMF, Natural Moisturizing Factor)가 있다. 진피는 콜라겐, 히알루론산, 엘라스틴 같은 탄성을 유지하는 단백질 구조로 이뤄져 있다. 피하지방은 지방층으로 충격 흡수는 물론 체온 조절 및 유지를 담당한다. 이 모든 기능과 역할이 제대로 이뤄지려면 반드시 수분 균형이 필요하다.

수분 결핍 상태에 놓이면 피부에 표피박리각화과다증(表皮剝離角化過多症, Epidermolytic Hyperkeratosis)이 발생해 표피가 딱딱해지고 각질층이 쉽게 떨어지는 희귀 난치성 질병에 걸린다. 이때 **피부는 건성이나 약건성 쪽으로 기울고 면역력이 떨어져 아토피 같은 피부 가려움증에 시달리게 된다.** 진피의 단백질 구조도 그 핵심은 수분을 원활히 공급해야 가능해진다. 만약 수분 균형이 무너지면 단백질 구조가 깨져 주름이 발생하고 탄력을 잃는다.

피부는 하루에 약 600밀리리터의 수분을 내보낸다. 이것은 모공을 통해 피부 호흡과 동시에 배출되는데, 만약 운동을 하면 더 많은 수분을 밖으로 내보내므로 반드시 잃은 만큼 섭취해야 한다. 이것이 피부 건강을 유지하는 지름길이다. 피부에 관심이 많아 무언가를 섭취하고 바르는 일에 시간과 정성을 쏟는다면 그만큼 수분 균형을 위해서도 **충분한 양의 물을 마시는 일을 우선순위에 두어야 한다.**

12 호흡기질환

사람이 음식을 먹지 않고 버틸 수 있는 한계는 40일이고 물을 마시지 않고 버티는 기간은 일주일이지만 호흡은 2분대를 넘기지 못한다. 호흡은 생명 유지의 최단시간이자 혈액에 산소를 공급해 신진대사에서 가장 중요한 역할을 하는 기능이다.

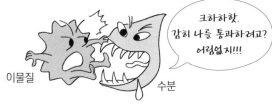

호흡은 입이나 코로 들어온 산소가 기관지를 지나 폐포(肺胞, Lung Sac)에서 공급되도록 하고, 몸에서 생성된 이산화탄소를 받아 코나 입을 통해 밖으로 배출하는 일을 한다. 호흡으로 배출되는 가스는 약 65퍼센트로 이는 몸에서 만들어진 전체 가스의 상당 부분에 해당한다.

호흡과 관련이 깊은 코의 점막층이나 기관지 같은 호흡기 내부는 항상 촉촉함을 유지한다. 이는 공기 중에 있는 바이러스의 침입을 막고 유해물질을 걸러내는 역할을 하기 위해서다. 겨울에 감기에 잘 걸리는 것은 바이러스가 건조할 때 활발하게 활동하기 때문이다. 습도가 높아지면 바이러스는 활동력이 떨어진다. 다시 말해 **수분 부족은 감기와 감염의 원인이 된다.**

우리가 하루에 호흡을 통해 내보내는 수분의 양은 600밀리리터 정도다. 운동을 할 때는 호흡을 통해 수분이 더 많이 배출되므로 잃은 **양만큼 물을 섭취해 수분의 균형을 맞춰야 한다.** 그렇지 않으면 독감이나 겨울철마다 세상을 떠들썩하게 하는 신종 인플루엔자에 걸려 고통을 겪을 수 있다.

13 눈 질환

눈으로 아름다운 무언가를 본다는 것은 커다란 특권이다. 특히 눈은 '기회의 창(窓)'이라고 말하기도 한다. 여기에는 기회를 눈으로 보고 확인한다는 의미가 담겨 있다. 문명이 발달하면서 현대인은 눈의 피로를 많이 느끼고 있다. 안과질환자들이 해마다 증가한다는 사실이 그것을 증명한다.

눈은 시신경과 밀접하게 연결되어 있으며 눈으로 수집한 정보를 뇌로 전달하는 업무를 수행한다.

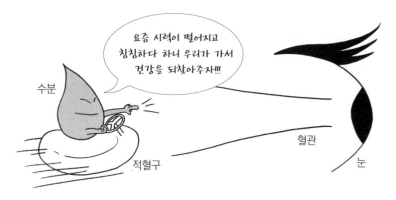

특히 눈의 수정체는 외부의 빛을 모아 시야의 초점을 맞추는 기능을 한다. 만약 이 기능을 상실하면 노안이나 백내장 같은 질병에 걸린다. 이 모든 일에 관여하는 것이 바로 수분 균형이다. 수정체에서는 수분이 60~70퍼센트를 차지한다. 이 수분이 부족해지면 눈의 피로가 생기고 눈이 오염되거나 각막염 같은 염증이 계속 발생한다. 또한 눈의 압(정상적인 안압은 10~20㎜Hg이고 21㎜Hg 이상부터 안압 증상으로 본다)이 올라가면 수온 상승으로 바닷물에 녹조가 생기는 것처럼 눈에 녹내장이 발생한다. **결국 충분한 양의 물 섭취는 눈을 건강하게 하는 특효약이다.**

14 신경질환

신경은 몸을 지배 및 통제하는 기능을 수행한다. 이러한 신경은 매우 예민해 작은 스트레스나 원치 않는 환경에도 곧바로 대응 자세를 취한다. 만약 지속적이고 습관적으로 신경이 자극을 받으면 신경은 혈류에 스트레스 호르몬이나 긴장 호르몬을 방출해 몸을 보호하려 한다. 이것이 과도하게 진행되면 신경은 온몸을 마비시키고 신경 장애를 불러오는데 이는 결국 뇌에까지 영향을 주어 정신분열에 이르고 만다.

몸을 관장하는 말초신경 내의 척수신경은 모두 31개로 이루어져 있다. 이것은 자율신경의 지배를 받으면서 내부 장기들을 통제하는 기능을 수행한다.

신경은 수분과 염분의 영향을 받는다. 신경전달물질은 신경의 기능을 활성화하는데 이때 적절한 양의 수분이 많은 도움을 준다. 신경의 전기적인 신호가 수분을 타고 흐르기 때문이다. 결국 **수분 균형은 신경을 안정화, 활성화하는 것은 물론 신체 균형과 안정에 절대적인 존재**라고 할 수 있다.

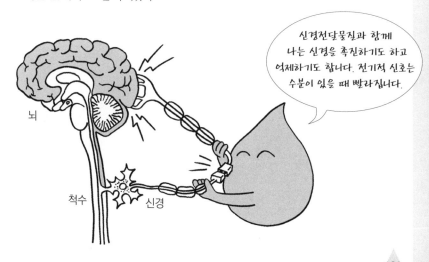

신경전달물질과 함께
나는 신경을 촉진하기도 하고
억제하기도 합니다. 전기적 신호는
수분이 있을 때 빨라집니다.

뇌

척수   신경

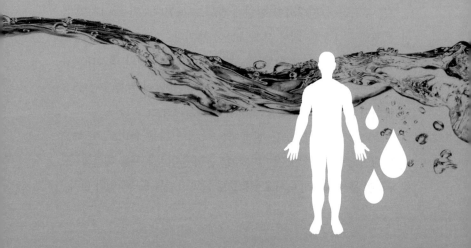

제7장
물과 다이톡스

물은 몸 안의 독을 제거하기도 하고

독이 쌓이는 원인이 되기도 한다.

디톡스와 다이어트는 모두 수분으로 조절할 수 있다.

물에는 정화 기능이 있으며 특히 좋은 물은 정화 능력이 탁월하다. 이처럼 물이 몸을 정화하고 맑게 하기 때문에 좋은 물을 많이 마시라고 권하는 것이다. 하지만 물을 많이 마시고 그것을 소비하는 운동을 게을리 하면 많이 마신 물이 오히려 몸 안에 독을 만들어 해를 끼칠 수 있다. 아무리 좋은 것도 입 안에 들어갔다면 그만큼 소비하는 것이 좋다. 물론 물을 많이 마셔서 독이 되는 것보다는 덜 마셔서 문제가 발생하는 경우가 더 많다.

수분 부족은 신진대사를 어렵게 만들고 신진대사가 떨어지면 몸 안에 배설되지 못한 대사 부산물들이 쌓인다. 그리고 이것은 독으로 변질되어 우리 몸에 악영향을 끼친다. 인체는 매일 영양대사를 위한 활동을 하는데 그와 동시에 열이 발생한다. 이 열을 수분 조절로 식히지 않으면 과열되어 몸이 염증으로 가득 차고 만다.

염(炎) 자가 들어간 모든 질병에는 독이 있다는 의미로 이 독으로 인해 염증이 발생한 것이다. 수분 균형은 이런 문제를 해결해주므로 우리는 물을 충분히 마시고 운동으로 물의 흐름을 도와주어야 한다.

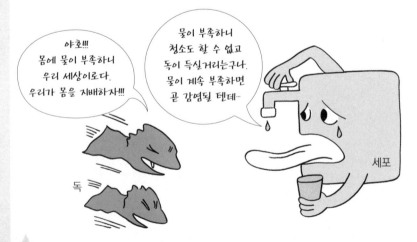

야호!!!
몸에 물이 부족하니
우리 세상이로다.
우리가 몸을 지배하자!!!

물이 부족하니
청소도 할 수 없고
독이 득실거리는구나.
물이 계속 부족하면
곧 감염될 텐데…

독

세포

2 독과 지방이 쌓인다

물 부족으로 생긴 독은 몸에서 지방을 형성하는 도구로 쓰인다.

먼저 **독은 대장에서부터 시작된다.** 특히 육류 단백질이 생성한 질소 부산물이 가장 큰 원인이며 이는 장내 유익균을 죽이고 장의 미생물 균형을 깨뜨려 장내 질병을 만들어낸다.

일단 독이 생기면 그 독이 전신으로 흘러들어가 큰 문제가 발생할 수 있다고 판단한 몸이 독을 지방으로 감싸 꼼짝 못하게 만든다. 결국 독으로 인해 장에 지방이 쌓이는데 이를 **내장지방 혹은 복부비만**이라고 한다.

또한 이 독이 간문맥(肝門脈, Hepatic Portal Vein, 장과 간 사이의 혈관으로 간에 영양을 공급해주는 정맥계의 대혈관)을 타고 간으로 흘러들어 가면 지방간이 되고 임파선에 쌓이면 허벅지, 서혜부, 팔뚝, 목 부위에 발생하는 부분비만이 된다.

인체의 지방을 채취해 검사하면 지방에서 중금속이나 유해물질이 발견되기도 하는데 이런 것이 독에 포함된 물질이다. 몸에 갑자기 살이 찐다면 이는 이미 오래전부터 진행된 독의 영향 때문이라고 보면 된다.

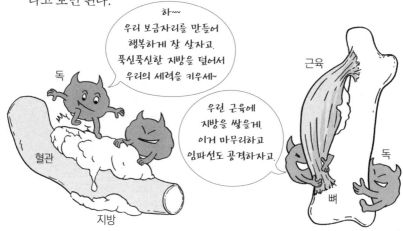

113

3 지방이 쌓이면 비만의 원인이 된다

지방은 인체 보호, 체온 유지, 장기와 장기 사이의 보호막 형성, 피부 윤택 그리고 세포막 형성으로 세포 건강과 성장에 도움을 주는 중요한 역할을 한다. 하지만 지방이 과다하게 형성되면 이로움보다 해를 끼치는 악으로 변해 몸을 망치는 주범으로 탈바꿈한다. 지방이 자기 몸무게에서 10퍼센트를 차지하면 과체중이 되고 20퍼센트면 비만이 된다. 비만은 질병으로 간주되며 별도로 관리하지 않으면 질병의 원인으로 작용한다.

지방은 좋은 지방과 나쁜 지방으로 나뉘는데 좋은 지방은 몸에 이롭지만 나쁜 지방은 모든 장기 기능을 마비시키고 신진대사 활동을 저해해 결국 지속적인 비만을 유도한다. 비만인 경우 대개는 먹는 것을 참지 못하는 식습관을 들인다. 이것은 뇌의 균형이 깨져 식욕 억제 호르몬을 내보내지 못하고 식욕 충동 호르몬만 내보낸 결과로 발생한다. 이 중 앞 시상하부에서 발생하는 **오렉신 호르몬**(Orexin Hormone, 뇌세포 중 하나인 오렉신 세포에서 분비되는 호르몬으로 식욕을 관장한다)**이 부족하면 몸에 나쁜 지방인 백색지방이 형성되고, 대뇌피질에서 발생하는 이리신 호르몬**(Irisin Hormone, 백색지방을 갈색지방으로 변형시키는 역할을 한다)**이 부족하면 백색지방이 쌓인다.**

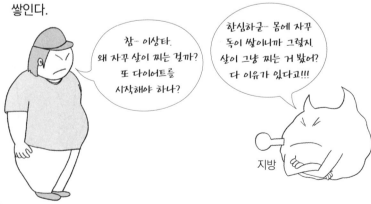

참… 이상타. 왜 자꾸 살이 찌는 걸까? 또 다이어트를 시작해야 하나?

한심하군… 몸에 자꾸 독이 쌓이니까 그렇지. 살이 그냥 찌는 거 봤어? 다 이유가 있다고!!!

지방

114

4 물을 이용한 디톡스 방법

우리 몸에 쌓인 **독을 제거하고 깨끗하게 하는 것을 디톡스**라고 한다. 인체는 가만히 두면 본래 상태로 되돌아가려는 성질을 가지고 있다. 이것이 바로 인체의 회복 능력이다. 문제는 많은 사람이 매일 독이 쌓이는 음식을 먹고 스트레스를 받으며 오염된 환경 속에서 살아간다는 점이다. 이 때문에 독을 제대로 배출하지 못할 뿐 아니라 인체 역시 회복 능력이 자꾸만 떨어져 몸 안에 독이 점점 쌓이고 있다.

어쨌든 현재 우리가 살아가는 환경이 과거보다 나빠진 것은 사실이므로 대책을 마련하는 게 올바른 자세일 것이다. 한 가지 권하고 싶은 것은 좋은 물을 마시는 일이다. **물만 잘 마셔도 몸 안의 독을 배출하고 장기의 회복 능력을 높일 수 있기 때문**이다.

그 방법은 아래와 같다.

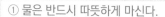

① 물은 반드시 따뜻하게 마신다.

② 하루에 2리터의 물을 마신다.

③ 식전 한 시간, 식후 한 시간 뒤에 물을 마신다.

④ 물의 대사를 위해 운동을 한다.

⑤ 밥을 국이나 물에 말아서 먹지 않는다.

⑥ 물 대신 차나 음료를 마시지 않는다.

⑦ 잠자기 두 시간 전에 물 마시기를 마친다.

⑧ 아침에 일어나 반드시 두 잔의 물을 마신다.

⑨ 단식이나 금식을 할 경우 더 많은 물을 마신다.

⑩ 감사하는 마음으로 마신다.

최근 물을 이용한 다이어트 방법이 유행하고 있다. 이것은 물을 잘 활용하면 지방 분해는 물론 지방의 배설을 돕는다는 이론에 근거하고 있다. 실제로 **물은 지방 분해와 배설을 비롯해 지방의 기능을 높이는 데 도움을 준다.**

지방은 다른 영양소와 달리 열량이 매우 높다. 다시 말해 지방은 기초대사량에서 가장 사용하기 쉬운 에너지원이다. 이러한 지방은 다른 영양소보다 산소 비율이 낮아 연소하면서 많은 활성산소를 배출한다. 그러므로 가급적 산소가 풍부한 물을 마시는 것이 좋다. 지방은 두 배 이상의 연소율을 보이는데 자칫하면 과열될 수 있으므로 충분한 물을 마셔야 한다.

지방이 연소할 때는 케톤체(ketone body, 지방산의 대사산물)라는 산성 물질이 발생하며 이는 신장을 통해 소변으로 배출된다. 이것을 배출하지 못하면 몸에서 결정체를 이뤄 심한 통증을 유발한다. 따라서 **하루에 필요한 2리터의 물보다 많은 3리터 이상의 물을 마셔야 하며 특히 따뜻한 물을 마셔서 지방 연소에 도움을 주어야 한다. 많은 물을 마실 경우 적절한 유산소 운동은 필수사항이다.** 다이어트 기간 내에는 항상 물을 옆에 끼고 살아야 한다는 것을 꼭 기억해야 한다.

지방

▲ 지방의 연소율은 다른 영양소보다 두 배 이상 높다. 연소율이 높다는 것은 열 생산량이 그만큼 많다는 의미로 이는 수분을 많이 소비한다는 것을 뜻한다. 물은 지방을 없애는 최고의 방법이다.

6 물을 이용한 온냉(溫冷) 교차법

디톡스와 다이어트를 할 때 온과 냉을 잘 활용하면 큰 도움을 받을 수 있다. **온냉 교차법**(Hot and Cold Contrast)은 온과 냉으로 반복적인 찜질을 해줌으로써 **이완**(Relax)**과 수축**(Tension)**을 통해 몸의 신진대사에 도움을 주는 효과적인 방법**이다. 최근 다이어트 방법으로 온열요법이 크게 각광받고 있는데 이는 열 찜질을 좋아하는 한국인에게 더더욱 사랑받는 건강관리법 중 하나다. 실제로 다이어트를 통해 열을 전달해주면 지방이 사라지거나 호전되는 경우가 꽤 많다. 이것은 열이 지방을 직접 분해한다기보다 열이 전달되면 신진대사가 잘되어 지방을 분해하는 효소가 분비되고 덕분에 지방이 연소되는 구조다.

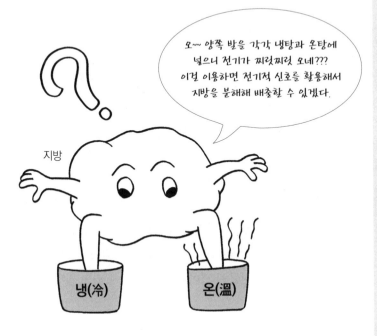

오~~ 양쪽 발을 각각 냉탕과 온탕에 넣으니 전기가 찌릿찌릿 오네???
이걸 이용하면 전기적 신호를 활용해서
지방을 분해해 배출할 수 있겠다.

지방

냉(冷)   온(溫)

지방을 분해하기 위해 열을 가하는 것이 무조건 좋은 것은 아니다. 열만 가하면 인체에 열에 대한 타성(惰性, Force of Habit)이 생겨 오히려 그 반대의 현상이 발생하고 만다. 즉, 인체가 스스로 열 내는 것을 게을리 하다가 이내 열 내는 것을 포기하기도 하고 시상하부에서 계속 열을 공급하므로 체온을 내리려 한다. 이 경우 인체 리듬이 깨져 비만으로 갈 수 있다. 다시 말해 몸이 다시 차가워진다. 이때 몸이 차가워지는 것을 막기 위해 지방이 생기고 이내 다시 지방이 쌓여 비만으로 간다.

건강을 지키는 것은 물론 이런 문제를 방지하기 위해서라도 반드시 열만 가하는 온열요법보다는 온냉 교차법을 실천하는 것이 더 좋다.

온(溫) + 냉(冷) = 건강증진

온은 혈액의 흐름을 빠르게 해주고 냉은 혈액의 흐름을 느슨하게 해준다. 따라서 이 둘을 잘 접목하면 큰 효과를 얻을 수 있다. 온은 혈관을 확장시키고 신진대사를 원활하게 하며 면역 증강을 도와 감염이나 염증을 청소하므로 만성질환에 이롭다. 반대로 냉은 염증 확산을 막고 감염이나 높은 열을 가라앉히므로 급성질환에 많은 도움을 준다.

온과 냉을 교차하는 이유는 혈액순환을 돕기 위해서다. 혈액에는 여러 가지 영양성분과 인체에 유익한 생리활성 물질이 들어 있다. 또한 비만과 그에 따른 질병을 치유해주는 호르몬이 다양하게 존재하는데, 혈액순환이 잘 되면 이러한 물질이 원하는 부위에 빨리 도달해 효과를 높일 수 있다. 더불어 혈액순환으로 혈액에 붙어 있는 나쁜 혈전들이 떨어져 나와 청소가 되며 지방분해도 더 빨리 이뤄진다.

냉(冷)

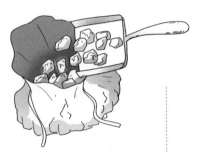

2~3일 이내

급성일 경우 혈액이 한곳으로 모여 염증이 확산될 우려가 있고 통증이 증가하므로 얼음찜질이나 냉한 방법으로 진정시켜야 한다.

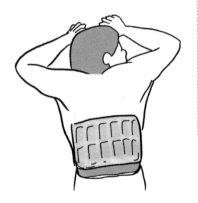

냉(冷) 찜질

온(溫)

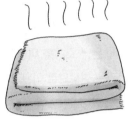

3일 이후

만성일 경우 혈액순환 장애는 물론 통증과 염증을 막기 위해 뜨거운 찜질을 한다. 이는 백혈구 증식과 혈액순환을 돕는 기능을 한다.

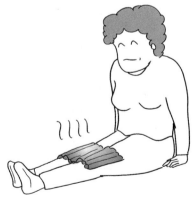

온(溫) 찜질

온찜질을 하면 처음에는 찜질 부위에 혈액이 모이지만 찜질 부위가 열로 뜨거워지면 혈액은 더 이상 오지 않는다. 이는 따뜻한 혈액이 뜨거운 부위에 올 필요가 없기 때문이다. 반대로 냉찜질을 하면 온찜질로 뜨거워진 부위가 점차 식어 차가워지므로 따뜻한 혈액이 이 부위를 따뜻하게 만들기 위해 몰려든다.

결국 온냉 교차를 며칠간 반복하면 이 부위는 혈액이 빨리 들어왔다가 나가는 현상으로 이완과 수축을 반복한다. 덕분에 생리활성물질을 잘 공급받아 큰 효과를 얻는데 이것은 비만도 마찬가지다.

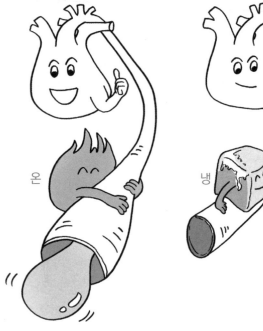

온

▲ 온(溫)은 혈관 확장을 도우며 신진대사를 활발하게 해준다.

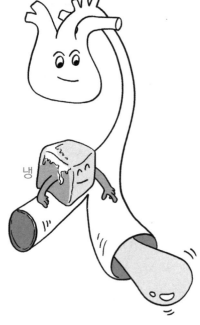

냉

▲ 냉(冷)은 혈관을 수축시키며 확산을 멈추게 한다.

온냉 교차법을 할 때는 먼저 '온'을 해야 한다. 그리고 마지막에는 냉으로 끝마쳐야 한다. 우선 원하는 부위에 온찜질을 하되 시간은 3분, 10분, 30분 단위 중 하나를 선택한다. 이어 냉찜질을 1분, 3분, 10분간 한다. 냉찜질은 온찜질 시간에 따라 결정하며 반드시 온과 냉의 시간 비율을 3 대 1로 해야 한다. 즉, 온찜질을 10분간 했다면 냉찜질은 3분간 하면 된다. 이렇게 온냉 찜질을 교차해서 두세 번 해주는 것이 좋다. 하루에 한두 번씩 해주면 신체 면역력이 강화되고 혈액순환이 원활해질 것이다.

▼ 온냉 교차 방법

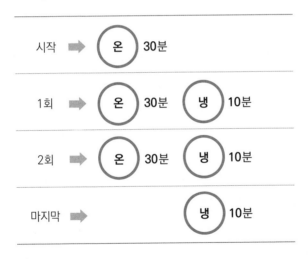

※ 만약 온을 10분으로 한다면 냉은 그 3분의 1인 약 3분으로 한다.
이 방법을 하루에 1~3번 하되 특히 아침과 저녁에 하는 것이 좋다.

냉(冷)은 몸에 자극을 주어 긴장을 조성하고 혈관을 수축시키는 역할을 한다. 냉이 혈관을 좁게 하고 경직시킨다고 무조건 나쁘게 생각해서는 안 된다. 냉이 가져다주는 효과도 매우 크다. 예를 들어 몸에 신열(身熱, Fever)이 생겼을 때 도움을 주고 머리가 무겁거나 두통이 발생했을 때 얼음 팩으로 연수가 있는 척수를 마사지하면 두통이 가라앉거나 머리가 맑아진다. 또한 눈에 충혈이 발생했을 때 진정 효과가 있어서 빨리 회복시켜준다. 특히 급성통증이나 붓기에 냉찜질만큼 좋은 수단은 없다.

마찬가지로 다이톡스에서도 냉을 잘 활용하면 큰 효과를 얻을 수 있다.

독은 인체의 쓰레기이고 비만은 그러한 쓰레기가 쌓이는 현상을 말한다. 이렇게 쓰레기가 쌓이면 몸에서는 그 쓰레기를 치우기 위해 면역이 더 많이 활동한다. 그리고 **쓰레기를 소각하고자 미토콘드리**아에서 **열이 발생해 몸에 신열이 생긴다.** 인체에 발생한 이 열은 정상적인 것이 아니라 필요 이상으로 생긴 것이다. 이러한 열은 신체의 흐름과 조직 시스템을 위협하기도 한다. 이때 냉이 열을 잠재우고 식혀 진정 효과를 냄으로써 안정을 유지하려 애쓴다.

독과 비만은 혈관의 탄력을 잃게 하고 피부를 늙게 만든다. 한마디로 인체의 노화를 촉진한다. 그것을 방지하고 노화 시계를 늦추는 것이 냉이다. **냉은 지방세포의 활동을 멈추게 하고 피부에 탄력을 가져다주며 독과 지방이 날뛰는 것을 막는다.** 이것이 냉의 커다란 장점이다.

8 온(溫)으로 독과 지방을 제거한다

온(溫)은 몸의 이완으로 긴장을 풀게 하고 혈관을 확장시키는 역할을 한다. 온이 혈관을 확장시키고 신진대사를 원활하게 한다고 해서 무조건 좋은 것은 아니다. 온만 계속 이어지면 오히려 몸은 지속적으로 받는 열 때문에 스스로 열을 내는 일을 그만둔다. 그렇다고 온찜질을 그만둘 필요는 없다. 질병을 치유하거나 긴장 완화 혹은 체온 유지를 위해 온을 자주 활용하는 것은 매우 바람직한 일이다. 대부분의 질병이 몸 안의 열을 잃어버려 발생한다는 점을 감안하면 온이 가져다주는 효과가 매우 크기 때문이다.

냉이 마취하는 자극으로 혈관 확장을 멈추게 하고 진정 효과를 가져다준다면, 온은 냉으로 멈춘 것을 다시 원활하게 순환시켜 분해 및 배출하는 역할을 한다. 몸에 독이나 독으로 인한 지방이 쌓였다면 이것은 신진대사가 원활치 않다는 것을 의미한다. 다시 말해 몸의 흐름이 막혀 있다는 뜻이다. 이때 온을 가하면 열이 막힌 것을 뚫어 다시 소통하게 한다.

또한 온은 혈관에 쌓인 지방의 때를 제거하며 장기에 달라붙은 지방을 녹여 몸 밖으로 배출하게 한다. 셀룰라이트(cellulite, 사춘기가 지난 여성의 허벅지, 엉덩이, 복부에 발생하는 오렌지 껍질 모양의 울퉁불퉁한 피부)라고 불리는 부분지방 역시 감소한다. 그러면 지방은 날씬한 몸매를 위해 자신의 본래 모습과 역할로 돌아갈 것이다. 이는 온으로 발생한 효소와 호르몬이 큰 도움을 주기 때문이다.

사막에
우물을 갖고 있던
노파 이야기

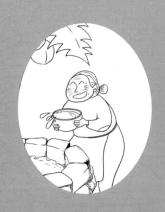

물은 우리에게 행복을 주기도 하고 불행을 주기도 한다.

우리가 물을 어떤 마음으로 대하느냐에 따라 그 결과가 달라진다.

사막에 우물을 가진 노파 이야기

아주 드넓은 사막에 아름다운 정원을 가진 한 노파가 살고 있었다. 그 노파는 언제나 사막을 지나는 여행객들에게 음식과 물을 아낌없이 제공했다. 여행객들은 그 노파의 정성에 무척 고마워했고 사막을 지나갈 때면 늘 노파를 찾아갔다.

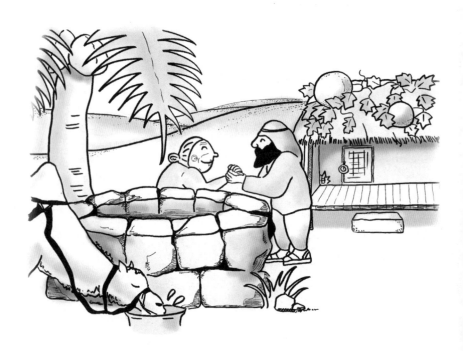

노파의 집에서 휴식을 취하며 정성 어린 음식을 대접받은 여행객들은 그 보답으로 마음을 담아 사례를 했다. 그렇게 기력을 회복한 뒤 다시 길을 떠난 여행객들은 긴 사막을 무사히 지날 수 있었다.

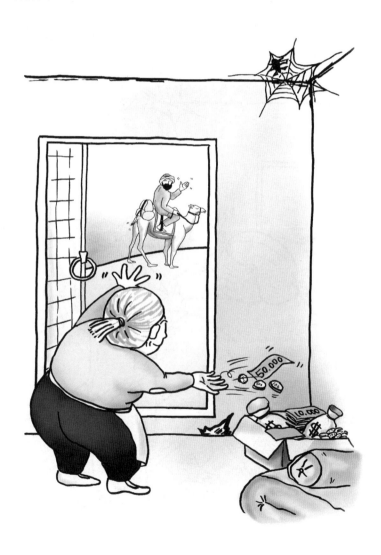

노파는 여행객들이 내민 사례를 거듭 사양했지만 한사코 마음을 거절하지 말라달라는 말에 그것을 방 한구석에 모아두었다. 방 한구석에 모아둔 돈은 점점 쌓여가기 시작했다. 여행객들은 계속 모여들었고 더불어 돈 상자도 점점 늘어갔다.

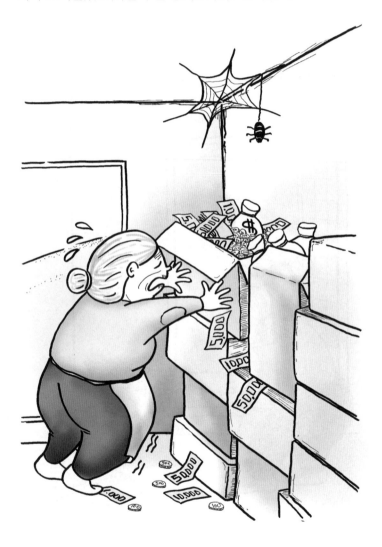

어느 순간 노파는 쌓여가는 돈 상자에 구미가 당기기 시작했다. 이만큼 돈이 쌓이는 데 얼마가 걸렸으니 앞으로 얼마만큼만 더 노력하면 돈이 많이 쌓일 거라는 계산을 하게 된 것이다.

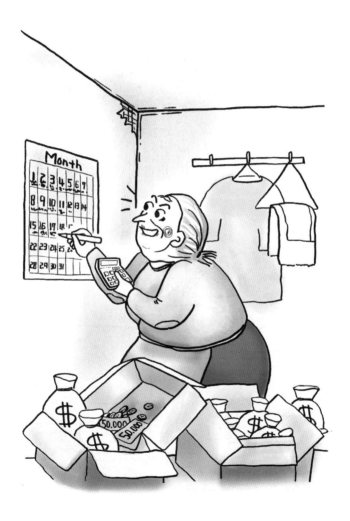

노파는 여행객들에게 대놓고 돈을 더 내라고 요구했다. 그리고 푸짐하게 내주던 음식도 줄여서 적당량만 주거나 어느 때는 적게 주었다. 그동안 낙타에게 무료로 주었던 물에도 비용을 받았다. 그러자 불만이 생긴 여행객들의 발길이 뜸해지더니 거의 끊겨버렸다.

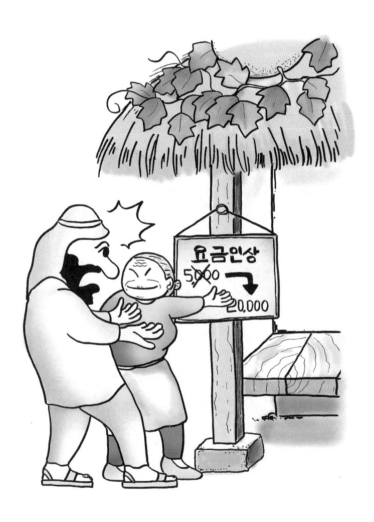

노파의 욕심은 여기서 그치지 않았다. 그녀는 밤마다 누군가가 몰래 음식을 훔쳐 먹거나 낙타에게 물을 공짜로 먹이지 않을까 싶어서 잠을 자지 않고 밤마다 우물을 지켰다.

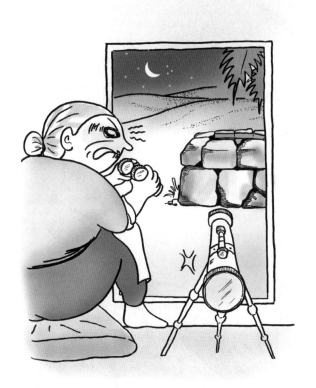

보름달이 밝게 뜬 어느 날 노파는 졸린 눈으로 우물을 쳐다보다가 깜짝 놀랐다. 무언가가 우물물을 몰래 훔쳐 마시고 있었기 때문이다. 가뜩이나 우물이 자꾸 마른다 싶었던 노파는 드디어 도둑을 잡았다고 쾌재를 불렀다. 그런데 가만 보니 우물물을 훔쳐 먹는 것은 바로 우물 옆에 있던 야자수였다. 노파는 얼른 창고로 달려가 도끼를 가져왔다.

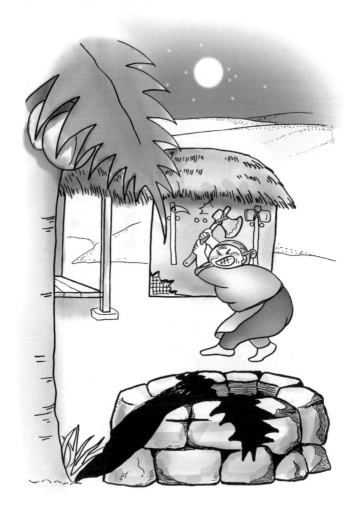

노파는 우물물을 훔쳐 먹는 야자수를 도끼로 사정없이 내리쳤다. 그리고 그 주위에 있는 야자수들도 우물물을 훔쳐 먹을 거라 생각해서 모두 잘라버렸다.

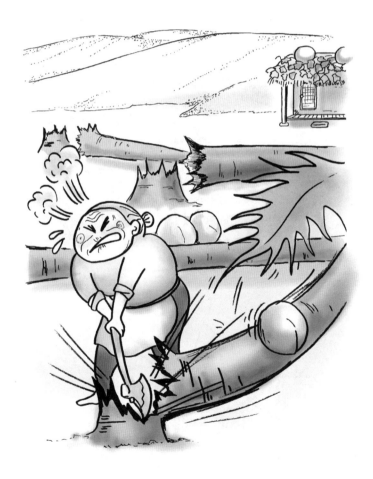

다음 날 사막에는 사정없이 햇볕이 내리쬐었고 우물물은 점점 말라갔다. 그동안 우물에 물을 공급한 것은 야자수였는데 그 야자수들이 사라지면서 우물물이 말라버렸던 것이다. 노파는 또 다른 누군가가 우물물을 몰래 훔쳐 먹어서 물이 사라지는 것이라고 여겨 더더욱 뜬눈으로 밤을 지새웠다.

사막의 오아시스를 찾던 여행객들은 이제 아무도 찾아오지 않았고 아름답던 정원에는 사막의 모래와 먼지만 불어왔다. 혼자 남은 노파는 외로움과 고통 속에서 살아가게 되었다.

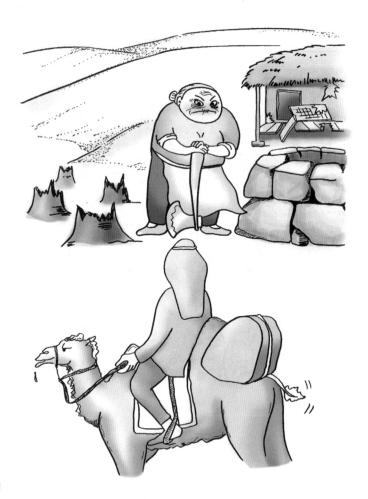

우리 몸은 아름다운 정원이다. 그 아름다운 정원을 가꾸기 위해서는 매일 좋은 물을 공급해줘야 한다. 물질을 추구하느라 좋은 물을 공급하는 것을 게을리 하면 몸의 정원은 병들 수밖에 없다. 그러면 몸은 점점 사막처럼 변해 질병의 놀이터가 되고 말 것이다. 자기 자신을 사랑한다면 꼭 그만큼의 물을 공급해주어야 한다. 좋은 물이 여러분의 행복을 지켜줄 테니 말이다.

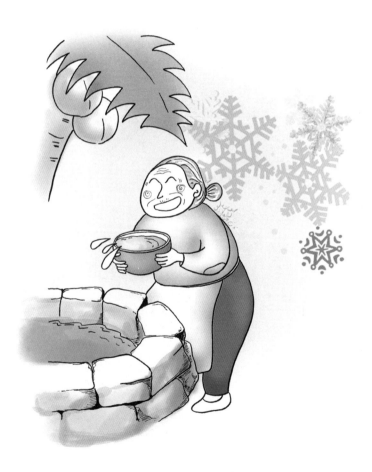

참고문헌

| 참고 서적 |

《몸과 마음을 치료하는 물》, 스티브 마이어로비츠 지음, 정지민 옮김,
아름다운사회, 2003.

《당신의 몸 얼마나 아십니까?》, J. D. 래트클리프 지음, 두산동아, 1992.

| 주요 검색 포털사이트 |

- 네이버

물

1판 1쇄 찍음 2015년 8월 12일
1판 4쇄 펴냄 2020년 2월 12일

지 은 이 홍동주
펴 낸 이 배동선
마케팅부/최진균
총무부/이다혜
펴 낸 곳 아름다운사회
출판등록 2008년 1월 15일
등록번호 제2008-1738호
주   소 서울시 강동구 성내동 552-6 동해빌딩 303호 (우: 05398)
대표전화 (02)479-0023
팩   스 (02)479-0537
E-mail assabooks@naver.com

ISBN : 978-89-5793-186-8 03510
값 7,500원